Sina Oberle

Hautklar

Sina Oberle

Hautklar

Das Buch für eine reine Haut
nach dem Absetzen
der Pille

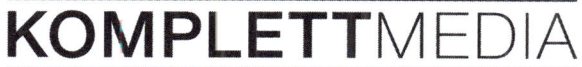

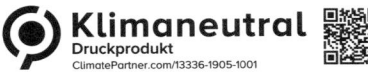
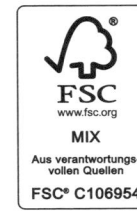

Die Originalausgabe ist im April 2018 im Vau Verlag erschienen
Titel der Originalausgabe: Hautklar: *Das Buch für eine reine Haut nach dem Absetzen der Pille* von Sina Hochleutner
Copyright der überarbeiteten Erstausgabe
© Verlag Komplett-Media GmbH
2019, München/Grünwald
3. Auflage
www.komplett-media.de
ISBN Print: 978-3-8312-0461-8
Auch als E-Book erhältlich

Bildnachweis: S. 18–24: Heike Kmiotek, S. 140: okkijan2010/Adobe Stock; S. 142: mizina/Adobe Stock; S. 145: Elenathewise/Adobe Stock; S. 146: noirchocolate/Adobe Stock; S. 151: M.studio/Adobe Stock; S. 152: yuliyagontar/Adobe Stock; S. 155: HLPhoto/ Adobe Stock; S. 156: Jennifer/Adobe Stock; S. 159: nata_vkusidey/Adobe Stock; S. 160: lilechka75/Adobe Stock; S.163: masterq/Adobe Stock; S.164: epiximages/Adobe Stock, S. 167: whiteaster/Adobe Stock; S. 169: nadianb/Adobe Stock

Lektorat: Redaktionsbüro Diana Napolitano, Augsburg
Korrektorat: Redaktionsbüro Julia Feldbaum, Augsburg
Umschlaggestaltung: Guter Punkt, München
Satz: Daniel Förster, Belgern
Druck & Bindung: Florjancic tisk d.o.o., Slowenien
Printed in the EU

INHALTSVERZEICHNIS

Just relax!

Rezepte

Frühstück

Mittags

Abends

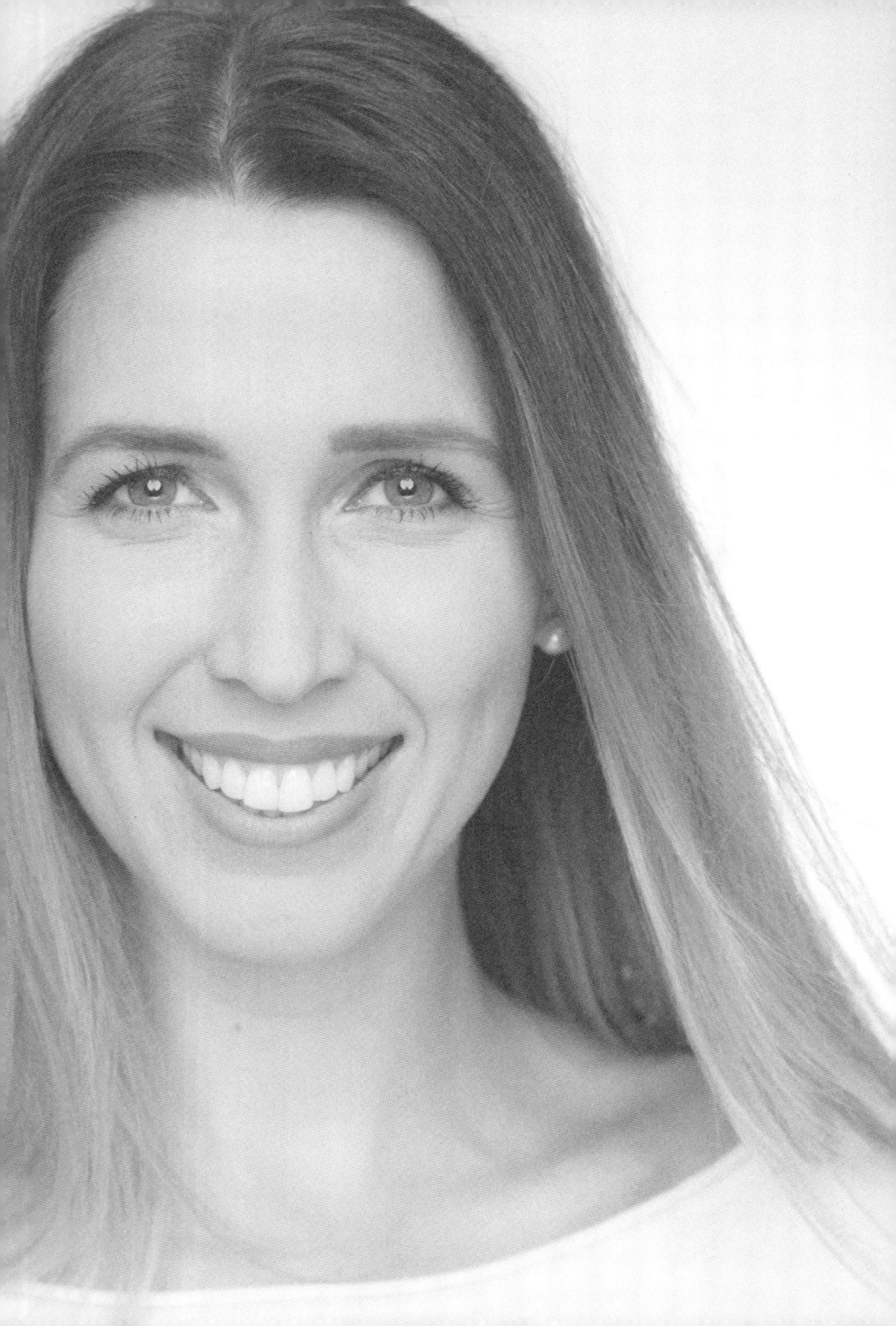

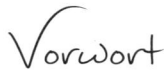
Vorwort

Ich war 13 Jahre alt, zickig, wollte immer später nach Hause kommen als erlaubt und hatte das Gefühl, dass mich sowieso keiner versteht. In dieser Zeit änderte sich vieles auf einen Schlag. Meine Periode kam, mein Körper veränderte sich und sogar meine Wahrnehmung. Plötzlich interessierten mich einige Klassenkameraden, die ich zuvor nie wirklich wahrgenommen hatte. Kein Wunder, denn ich war in der Pubertät!

Mein Auftreten und ganz besonders mein Aussehen waren mir auf einmal unglaublich wichtig, viel wichtiger als je zuvor. Ausgerechnet jetzt sollte aus meiner Pfirsichhaut ein Streuselkuchen werden? Das durfte doch nicht wahr sein! Und so kam es auch. Schon ein paar Monate später hatte sich mein Hautbild stark verschlechtert. Ich litt ohne Ende. Da kam meine Mutter auf die Idee, den Frauenarzt aufzusuchen. Und da war sie, die Lösung für mein Problem: Die Antibabypille!

Mit 14 Jahren fing ich also an, die Pille zu nehmen. Und sie war auch maßgeblich daran beteiligt, dass ich mit meiner Haut zwölf Jahre lang sehr zufrieden war. Im Mai 2015 nahm ich dann die letzte Pille. Ich wollte einfach nicht mehr von künstlichen Hormonen gesteuert werden. Nun war ich sehr gespannt darauf, wie sich mein Körper ohne die Antibabypille verhalten würde. Meine Gynäkologin meinte, es sei ganz normal, dass die Periode in den ersten Monaten ausbleibt, der Körper brauche eben Zeit. Doch dass die Regelblutung nach über einem Jahr immer noch nicht einsetzen wollte, machte mir dann schon Sorgen. Die ausbleibende Periode war die eine Sache, viel schlimmer jedoch war, dass mich meine Haut optisch zwölf Jahre in die Vergangenheit katapultierte. Es war wie ein Déjà-vu und Albtraum zugleich! Ich war nun also 26 Jahre alt und hatte die Problemhaut eines 14-jährigen pubertierenden Mädchens!

Ich konnte direkt zusehen, wie meine Haut und somit auch mein Befinden immer schlechter wurden. Kein Kosmetikprodukt, kein Frauenarzt und kein Hautarzt konnten mir wirklich helfen. Ich erinnere mich noch gut daran, wie verzweifelt ich war, wenn ich mal wieder ohne Hilfe oder Lösungsvorschläge eine der vielen aufgesuchten Arztpraxen verließ. Ich hoffe einfach immer auf DIE Lösung, doch die gab es nicht. Nach einigen Monaten des Ausharrens und Hoffens versuchte ich dann, mehr für meine Haut zu tun, als sie nur oberflächlich zu reinigen. Mir wurde klar, dass das Problem tiefer liegen musste und ich mit Cremes nicht weiterkam. Der Körper funktioniert ganzheitlich, und genau so muss man ihn auch behandeln. Also machte ich mich auf die Suche nach der Ursache für meine unreine Haut. Heute bin ich froh, diesen Weg gegangen zu sein, und liebe es, meine reine Haut im Spiegel zu betrachten

Mit diesem Buch möchte ich Frauen helfen, denen es ähnlich geht wie mir damals. Ich möchte ihnen Alternativen zeigen, die dabei helfen können, den Körper von innen und außen zu reinigen.

**LIEBE LESERIN,
SCHÖN, DASS DU DICH FÜR DIESES BUCH ENTSCHIEDEN HAST.
NOCH SCHÖNER IST, DASS DU BEREIT BIST, ETWAS FÜR DEINEN
KÖRPER UND DEINE HAUT ZU TUN.**

Eines ist mir ganz wichtig: Der Inhalt dieses Buchs umfasst meine persönliche Erfahrung. Doch jeder Mensch ist ein Individiuum, und nicht jede Methode ist für jeden geeignet. Höre also auf deinen Körper, und mache nur das, was dir wirklich guttut. Falls du Medikamente einnimmst oder eine chronische Erkrankung hast, besprich bitte die einzelnen Methoden mit deinem Hausarzt.

Nachfolgend erkläre ich dir kurz die Aufteilung des Buch. Es ist in drei Kapitel unterteilt, die sich wie folgt zusammensetzen:

ERNÄHRUNG

Das erste Kapitel befasst sich mit der Ernährung. Wie sagt man so schön: Du bist, was du isst! Die Ernährung bildet nämlich die Grundbasis für mein Programm. In diesem Kapitel erfährst du, welche Lebensmittel schädlich für deine Haut sein können und welche ihr guttun. Um dir den Einstieg in die Ernährungsumstellung zu erleichtern, findest du verschiedene Rezepte am Ende des Buchs.

DIE REINIGUNG

Eine unreine Haut hat eine Ursache, und die kann an einer mangelhaften Funktion der Entgiftungsorgane liegen. Im zweiten Kapitel geht es also um die Reinigung von Darm, Leber und Nieren. Schritt für Schritt schauen wir uns mögliche Anwendungsmethoden für eine Entlastung dieser Organe an. Nach der inneren Reinigung folgt die äußere. Mit ein paar einfachen Tipps zeige ich dir, wie man die Haut von außen sehr gut unterstützen kann.

SEELE

Teil drei befasst sich mit der Seele. Dieses Kapitel möchte ich dir ganz besonders ans Herz legen, denn es ist mindestens genauso wichtig wie die anderen beiden. Es wurde bewusst ans Ende des Buchs gesetzt, weil es dir langfristig dabei helfen kann, dich in deiner Haut wohlzufühlen.

ES IST NICHT EINFACH NUR EIN BUCH!

MEINE ERFAHRUNGEN AUF DEM WEG ZU SCHÖNER HAUT HABEN MIR GEZEIGT, DASS ES NICHT IMMER AUSREICHT, SICH EIN ZIEL ZU SETZEN UND DARAUF HINZUARBEITEN.

WESENTLICH EFFEKTIVER IST ES, SICH ZUERST GEDANKEN ÜBER DEN AKTUELLEN ZUSTAND ZU MACHEN – ALSO DARÜBER, WAS EINEN STÖRT UND WAS MAN IN ZUKUNFT NICHT MEHR HABEN WILL – UND DIESE AUF-ZUSCHREIBEN.

DESHALB FINDEST DU IN DIESEM BUCH IMMER WIEDER NOTIZBLÄTTER MIT ENTSPRECHENDEN FRAGEN, AUF DENEN DU DEINE ANTWORTEN NOTIEREN KANNST. NIMM ALSO AM BESTEN GLEICH EINEN STIFT ZUR HAND UND LEG LOS.

ICH WÜNSCHE DIR VIEL ERFOLG!

DEINE

Die Bedienungsanleitung — Bitte lesen!

In meiner Ausbildung zum Health Coach habe ich gelernt, dass es nicht immer sinnvoll ist, sich Ziele zu setzen und auf diese hinzuarbeiten. Viel effektiver ist es, seinen aktuellen Zustand wahrzunehmen und sich darüber klar zu werden, was einen stört und was man in Zukunft nicht mehr haben möchte.

An einem Beispiel möchte ich dir das gern erklären: Ich hatte nach dem Absetzen der Pille schlimme Haut, besonders an der Stirn, um die Mundpartie, am Rücken und am Dekolleté. Zuerst waren es nur vereinzelte unreine Stellen, doch dann wurden es stark entzündete Pickel. Dazu kam, dass ich über ein Jahr lang keine Periode mehr hatte. Es fühlte sich an, als könne mein Körper von allein nicht mehr entgiften. Meine Haut war das einzige Organ, das mir mitteilen konnte, dass da irgendetwas nicht in Ordnung war.

Nachdem mir viele Termine bei verschiedensten Hautärzten und auch teure Kosmetikprodukte keine Besserung brachten, war meine Verzweiflung groß. Ich traute mich fast nicht mehr aus dem Haus und wenn, dann nur noch stark geschminkt. Ich wusste, so kann es nicht weitergehen. Natürlich war mein Ziel, wieder eine reine und ebenmäßige Haut zu haben und ohne Make-up auf die Straße zu können. Doch irgendwie hatte mich dieses Ziel nicht genug motiviert, meine Ernährung auch wirklich konsequent umzustellen oder etwas an meinem Stresspegel zu ändern. All das ist leichter gesagt als getan. Und mein größter Feind waren meinen Gewohnheiten.

Also musste ich mir meinen aktuellen Zustand genauer anschauen. Ich musste mir ausmalen, was das Schlimmste wäre, was mir in Bezug auf mein Hautbild passieren könnte, und das war ganz einfach. **Das Schlimmste wäre, wenn sich absolut nichts ändern würde!** Wenn ich immer noch auf meine Schminke angewiesen wäre und ich mir nicht über das Gesicht fahren könnte, ohne Unebenheiten zu spüren.

Auch wenn das nur eine Umformulierung meines Ziels war, so hat es mir dennoch sehr geholfen. Mir wurde viel bewusster, dass ich so einfach nicht mehr weitermachen wollte. Und das hat mich unglaublich motiviert.

Schreibe dir also auf den folgenden Seiten auf, wie dein aktueller Stand ist und was das Schlimmste für dich wäre, wenn du in den kommenden Wochen nichts verändern würdest. **Mache dir Notizen, dafür ist das Buch da!**

Wie ist dein aktueller Stand?

Wie ist dein Hautbild? Hast du sonstige Beschwerden? Wie fühlst es sich an, wenn du in den Spiegel schaust oder dir über die Haut fährst?

Was ist, wenn du nichts veränderst?

Stelle dir vor, wir reisen in die Zukunft. Seit dem Lesen dieses Buchs sind drei Monate vergangen. Was wäre das Schlimmste für dich? Wie geht es dir damit?

13

Let's start!

Symptome und Ursachen

Auf den ersten Blick hat die Pille vermeintlich positive Eigenschaften. Sie schützt vor einer ungewollten Schwangerschaft, erzielt einen regelmäßigen Zyklus, den man auch noch selbst kontrollieren kann, und lässt das Hautbild rein erscheinen. Doch nach dem Absetzen merken viele Frauen, was die Pille alles verursacht hat und wie lange der Körper benötigt, um sich von der Pille wieder zu erholen.

Durch die Einnahme der Antibabypille fügen wir dem Körper meist über Jahre Schadstoffe zu, die sich in jeder einzelnen Zelle ablagern. Die Leber, der Darm und die Nieren müssen jetzt eine Meisterleistung vollbringen. Diese Organe sind nämlich dafür zuständig, den Körper von diesen Giftstoffen zu befreien und reinzuhalten. All die Dinge, mit denen man täglich kämpfen muss, wie unreine oder fettige Haut, Haarausfall oder Schlafstörungen, sind nämlich meist nur Symptome.

Es ist an der Zeit, die wirkliche Ursache für seine Symptome zu finden.

Warum haben manche Menschen eine schöne Haut? Sind sie denn durch und durch gesund? Haben sie vielleicht gar keine gesundheitlichen Probleme? Eines ist ganz wichtig: Jeder Mensch ist unterschiedlich, und jeder Körper verarbeitet seine inneren Themen auf eine andere Art und Weise. Der Körper zeigt es mal über die Haut, mal über den Stuhlgang, mal über die Psyche usw. Es gibt also unendlich viele Wege, wie sich Symptome zeigen können. Deshalb sollte man versuchen, die Ursache zu finden.

Leider kann ich in meinem Buch nicht auf jede einzelne eingehen. Aus diesem Grund versuche ich, eine Auswahl allgemeiner Optionen aufzuzeigen, die bei der Reinigung der Organe helfen kann. Dabei gilt aber immer eine Regel: Höre auf deinen Körper, und reagiere, wenn dir etwas nicht guttut!

Wie kann man nun die Ursache finden?

Natürlich kann man versuchen, die Ursachen für Pickel durch Speicheltests, Blutwerte oder auch eine Haarmineralanalyse beim Arzt herauszufinden. In diesem Buch möchte ich aber auf eine alte Methode aus der Traditionellen Chinesischen Medizin (TCM) hinweisen, das Skin Mapping.

Beim Skin Mapping wird das Gesicht in verschiedene Bereiche unterteilt, die dann einem oder mehreren Organen zugewiesen werden. So können beispielsweise Hautunreinheiten, Pickel oder Reizungen im Gesicht einen Hinweis auf das ursprüngliche Problem-Organ geben. In der TCM sagt man auch: »Aus den Gesichtern lesen.« Skin Mapping kann eine hervorragende Methode sein, um die Ursache gesundheitlicher Probleme oder eines Ungleichgewichts einzuschätzen. Gemeinsam mit dem Hausarzt kann man so versuchen, die Ursache einzugrenzen.

Neben einem Blutwerte-Check, einer Haarmineralanalyse oder der Skin-Mapping-Methode gibt es noch weitere Möglichkeiten der Ursachenforschung. Der Stuhlgang kann zum Beispiel auch ein Indikator sein. Je nach Regelmäßigkeit und Konsistenz weist er auf eine eventuelle Darmproblematik oder Unverträglichkeit hin. Der Körper sagt uns auf seine eigene Weise, was nicht stimmt oder im Ungleichgewicht ist. Wir müssen nur lernen, diese Signale wahrzunehmen und zu verstehen.

Doch zurück zum Skin Mapping. Auf den nächsten Seiten siehst du die verschiedenen Gesichtsbereiche mit Informationen über die zugewiesenen Organe.

»Die Haut dient als Fenster der inneren Organe.«

– aus der Traditionellen Chinesischen Medizin –

Skin Mapping nach TCM

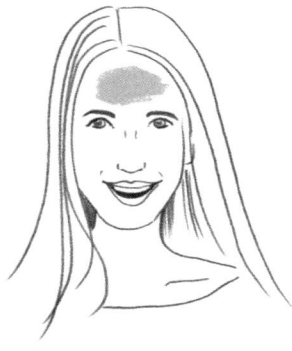

Die Stirn

Die Stirn ist das Fenster zur **Leber** und zur **Gallenblase**. Wenn die Stirn zu deinen Problemzonen für Pickel, Akne oder unreine Haut gehört, dann kann dies ein Zeichen für einen zu starken Konsum an Fett und/oder Alkohol sein. Du kannst verstärkte Unreinheiten auf der Stirn vermeiden, indem du viel klares und reines Wasser trinkst (mindestens zwei Liter am Tag) und zwischendurch immer mal wieder einen Kräutertee. Hilfreich ist hier die Umstellung der Ernährung auf Rohkost wie Gemüse und Obst. Ein schlechtes Hautbild auf der Stirn kann auch auf übermäßigen Stress hinweisen. Versuche am besten, mehr zu entspannen, beispielsweise durch Yoga und ausreichenden Schlaf.

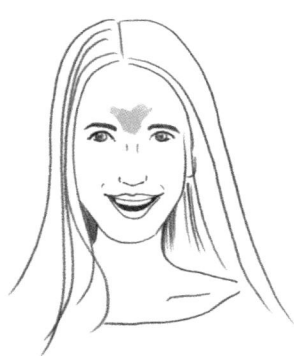

Zwischen den Augenbrauen

Der Bereich zwischen den Augenbrauen wird auch als das dritte Auge bezeichnet. Dieser Bereich steht laut TCM in Verbindung mit deinem **Magen** und deiner **Leber**. Schlechte Verdauung und giftige Stoffe im Körper führen zu Unreinheiten in dieser Region. Aber was kannst du tun? Du kannst deinen Körper beim Entgiften unterstützen, um Schadstoffe aus ihm herauszubekommen. Das zweite Kapitel in diesem Buch zeigt dir verschiedene Entlastungsmöglichkeiten. Versuche herauszufinden, ob es Lebensmittel gibt, die du nicht verträgst oder gegen die du vielleicht sogar allergisch bist. Um dein Verdauungssystem wieder in Schwung zu bringen, kann der Verzicht auf Alkohol, Koffein und raffinierten Zucker sehr hilfreich sein.

Die Schläfen

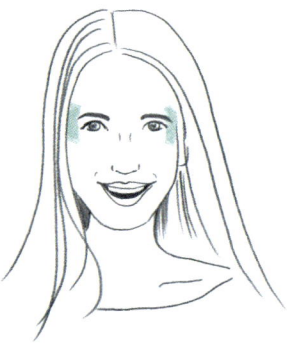

Die Schläfen und der Außenbereich der Augenbrauen spiegeln die **Nieren** wieder. Pickel, Akne oder Mitesser an den Schläfen können darauf hinweisen, dass die Nieren dehydriert oder überarbeitet sind. Eine Dehydration bedeutet Austrocknung, das heißt, dein Körper verlangt nach mehr Flüssigkeit. Auch Schmerzen an den Nieren (unterer Rücken) gehen meist Hand in Hand mit Unreinheiten oder Akne im Schläfenbereich. Eine reichliche Wasserzufuhr (mindestens zwei Liter am Tag) kann den Körper vor einer Dehydration schützen. Lebensmittel wie Spinat, Grünkohl, Beeren und Algen helfen den Nieren, zusätzlich wieder an Kraft und Energie zu gewinnen.

Unter den Augen

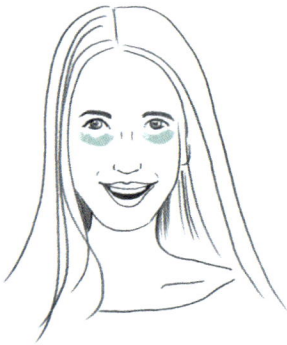

Augenringe, Tränensäcke oder vermehrte Grieskörner unter den Augen können ein Hinweis auf Probleme im **Magen**, in den **Nieren** und in der **Leber** sein. Wenn man einen erhöhten Konsum an Zucker, Alkohol oder Kaffee hat, kann man die genannten Organe dabei unterstützen, wenn man einen längeren Zeitraum darauf verzichtet. Viel Schlaf und viel Wasser helfen, den Körper dabei zu unterstützen, die Probleme in den Griff zu bekommen.

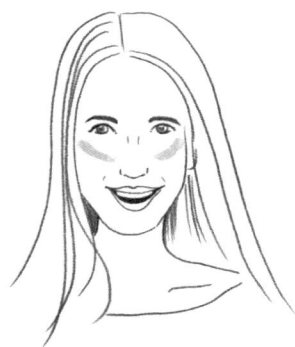

Die oberen Wangenknochen

Dieser Bereich kommuniziert laut TCM direkt mit dem **Herzen**. Bei Auffälligkeiten der Haut in diesem Bereich kann man meist Abhilfe schaffen, wenn man gesunde Fette zu sich nimmt. Versuche also am besten, Nüsse, Avocado, Lachs, Chia- oder Leinsamen in deine Ernährung einzubauen. Diese Lebensmittel fördern das HDL (gutes Cholesterol) und senken das LDL (schlechtes Cholesterol).

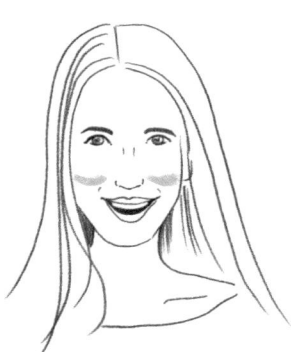

Die mittleren Wangenknochen

Sie sind der Lautsprecher des **Magens** und der **Lunge.** Besonders Weißmehl und Milch können negative Auswirkungen auf den Magen haben. Auch Unverträglichkeiten und Allergien sollte man hier nicht außer Acht lassen. Am besten mal einen Allergietest beim Hausarzt machen. Man kann zudem versuchen, für einen gewissen Zeitraum auf Milch und Weißmehl zu verzichten. Dadurch merkt man sehr schnell, wie der Körper darauf reagiert und ob sich das Hautbild verbessert.

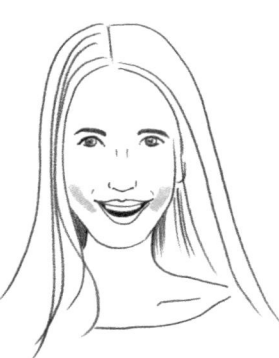

Die unteren Wangenknochen

Dieser Bereich im Gesicht kommuniziert direkt mit der **Leber** und dem **Magen** und kann darauf hinweisen, dass zu viele Giftstoffe aufgrund der Pille, von Medikamenten oder von anderen Ursachen im Körper vorhanden sind. Die Leber kann man sehr gut durch einen Leberwickel (→ Seite 72 f.) beim Entgiften unterstützen und so von Schadstoffen befreien. Der Magen kann durch eine vollwertige Ernährung geschützt werden. Achte also auf frisches Essen, und vermeide Fertigprodukte sowie raffinierten Zucker.

Der Mund

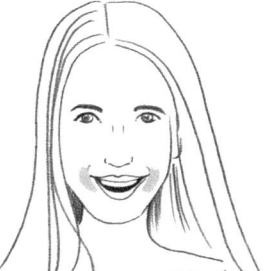

Der Mund steht in Verbindung mit dem **Verdauungs-trakt** (Magen und Darm). Hier gilt das Gleiche wie zuvor genannt. Der Körper kann durch Ballaststoffe in grünen Säften oder Smoothies ernährt und gereinigt werden. Viele Menschen, besonders Teenager in der Pubertät, weisen in diesem Bereich vermehrt Unreinheiten und Pickel auf, oft auch wegen einer schlechten Ernährung aus Zucker und ungesunden Fetten. Hier ist es sehr hilfreich, wenn du Schritt für Schritt mehr Gemüse und Obst in deinen Ernährungsplan einbaust.

Der Kiefer

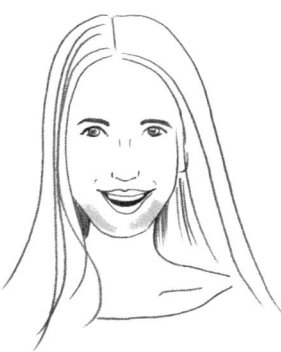

Der Kiefer ist eine sehr spannende Stelle und passt perfekt zum Thema Pille, denn laut TCM spiegelt der Kiefer die **Hormone** wieder und kann auf ein hormonelles Ungleichgewicht hinweisen. Auch hier kann dir die Ernährung weiterhelfen, indem du Vollkornprodukte, Gemüse und gesunde Fette isst. Vorher ist es aber ganz wichtig, die Ursache für die hormonelle Störung herauszufinden.

Wo sind deine Problemzonen?

Nutze das Bild, und markiere mit einem Stift deine Problembereiche im Gesicht. Welche Organe sind laut Skin Mapping betroffen?

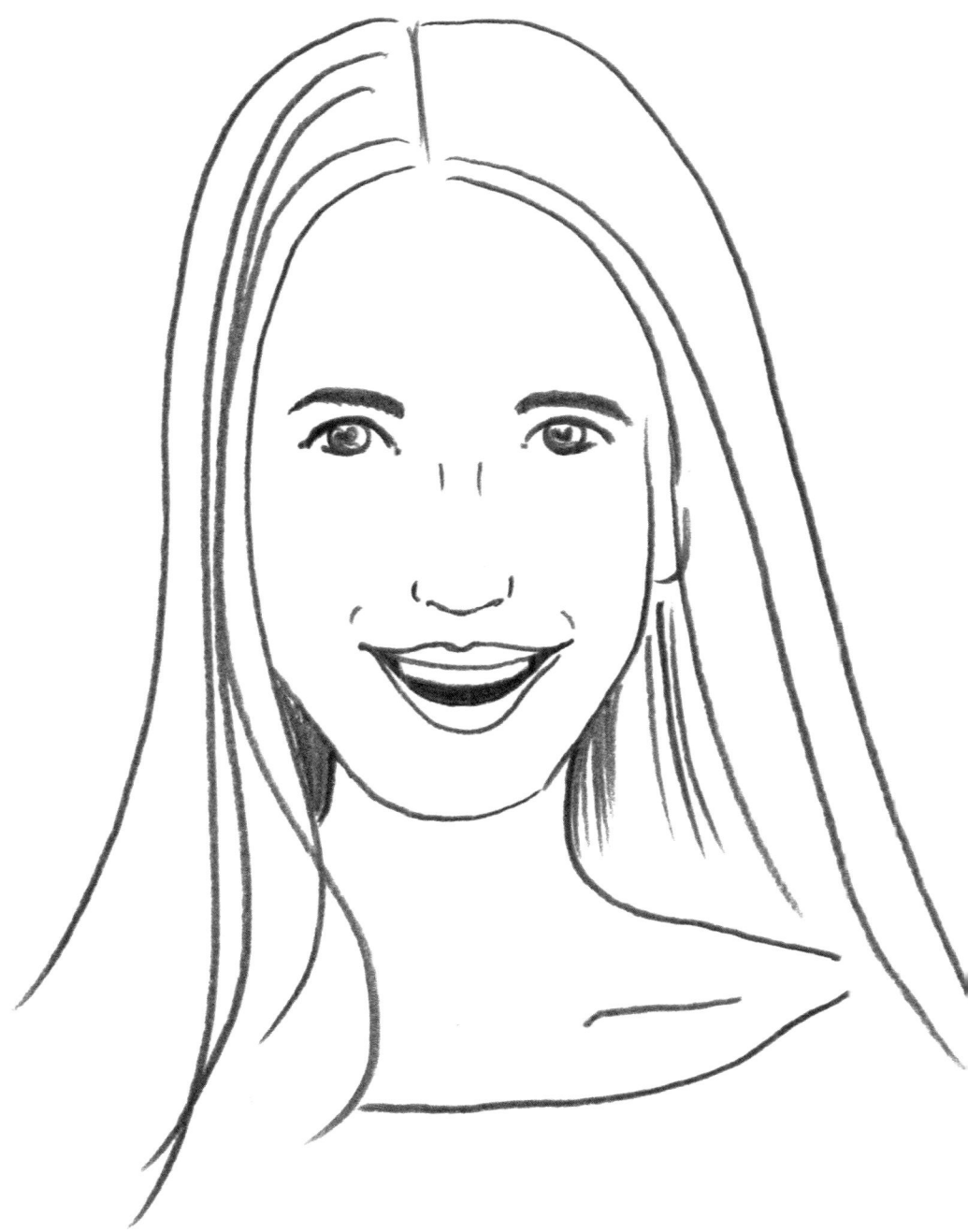

Die Pille und ihre Auswirkungen

Das Hormonsystem kann man als eine Art Kommunikationscenter des Körpers betrachten. Seine Aufgabe ist es, die Zusammenarbeit der verschiedenen Organe sicherzustellen. Damit die Organe untereinander kommunizieren können, benötigen sie Boten, und diese Boten sind unsere Hormone. In der Medizin spricht man vom endokrinen System. Es umfasst alle hormonproduzierenden Organe und Drüsen.

Es gibt viele verschiedene Hormone, und jedes erfüllt einen ganz bestimmten Zweck. Hormone werden über Drüsen beziehungsweise Organe gebildet und über den Blutkreislauf in den ganzen Körper gesendet. Das Gleichgewicht der Ausschüttung und die Verwendung der Hormone spielen eine wichtige Rolle. Kommt eines der Hormone aus dem Gleichgewicht, wird also weniger, häufiger oder gar nicht mehr gebildet, kann dies eine Welle von Symptomen auslösen, denn unsere Organe sind auf Hormone angewiesen und benötigen sie, um richtig zu funktionieren.

Die Antibabypille ist ein Medikament mit synthetischen, also künstlich hergestellten Hormonen. Nimmt man nun die Pille, dann werden die körpereigenen Hormone durch die zugeführten synthetischen ersetzt. Die Konsequenz: Der natürliche Zyklus wird außer Kraft gesetzt, und synthetische Stoffe steuern den Körper. Unabhängig von der Art der Pille beginnt nun ein Prozess, der immer stattfindet, wenn ein Medikament oral eingenommen wird: Das Medikament durchläuft unsere körpereigenen Entgiftungsstationen, die einen Großteil der »Schadstoffe« herausfiltern. Nur die übrig gebliebenen synthetischen Stoffe gelangen in die Blutbahn, können ihre Wirkung entfalten und jedes Organ beeinflussen.

Entscheiden wir uns nun, die Pille abzusetzen, wird der Kreislauf erneut unterbrochen, und dem Körper werden die synthetischen Hormone entzogen. Dies bedeutet aber nicht immer im Umkehrschluss, dass unser Körper auch sofort in der Lage ist, seine natürliche Hormonproduktion wieder aufzunehmen. Im Gegenteil. Es kann sogar erst mal für einen gewissen Zeitraum einen Produktionsstop geben. Die Leidtragenden sind unsere Organe, die unaufhörlich versuchen, das Ungleichgewicht zu beheben, und dadurch selbst in ein Ungleichgewicht geraten.

Unser Hormonsystem läuft unter der Pille fremdgesteuert!

Die Pille und die Haut

Die Pille hat ihren Ruf schon lange nicht mehr nur als Verhütungsmittel, sondern auch als Allheilmittel für Akne oder unreine Haut. So werben Pharmahersteller mittlerweile sogar mit dem Slogan »Die Schönheitspille«, was besonders junge Mädchen dazu verleitet, gerade diese Antibabypillen gegen ihre unreine Haut einzunehmen. Und schon ist das Problem »gelöst«.

Setzt man dann die Pille nach Jahren wieder ab, kann jede Frau darauf anders reagieren. Bei manchen Frauen verändert sich das Hautbild gar nicht, bei anderen verbessert es sich sogar, und wieder andere (so wie auch ich) kämpfen danach mit Unreinheiten oder Akne. Doch warum reagiert jede Frau anders auf das Absetzen? Und welche vermeintlich »positive« Auswirkung hat die Pille überhaupt auf die Haut?

Antiandrogene Wirkstoffe

In erster Linie kommt es darauf an, welche Inhaltsstoffe deine Pille hat. So gibt es beispielsweise Pillen mit antiandrogenen Wirkstoffen, die bevorzugt Frauen mit Hautproblemen verschrieben werden. Diese hemmen die männlichen Hormone im Körper einer Frau und können so einen positiven Effekt auf die Haut haben, denn es sind meist die männlichen Hormone (insbesondere Testosteron) im Körper der Frau, die für

Pickel sorgen. Um die genaue Wirkweise der antiandrogenen Pille zu verstehen, erkläre ich kurz den Zusammenhang zwischen Testosteron und der Talgbildung in der Haut.

Testosteron wird bei der Frau überwiegend in den Nebennieren und zu einem kleinen Teil in den Eierstöcken gebildet. Es liegt im Körper in freier und in gebundener Form vor. Gebunden bedeutet, dass sich das Testosteron an ein Transportprotein (SHGB) anhängt, um an seinen Zielort zu gelangen. In Bezug auf die Haut ist nur das »freie« Testosteron wichtig. Es wird über ein bestimmtes Enzym (5-Alpha-Reduktase) in Dihydrotestosteron (DHT) umgewandelt, was für die Produktion von Talg zuständig ist.

Die drei Wirkmechanismen

Antiandrogene Pillen haben mehrere Wirkmechanismen. Zum einen erhöhen sie das Transportprotein SHGB (sexualhormonbindendes Globulin) und senken dadurch die Konzentration von freiem Testosteron, denn wenn mehr SHGB vorhanden ist, wird auch mehr Testosteron gebunden. Zum anderen hemmen die antiandrogenen Wirkstoffe in der Pille die Produktion von männlichen Hormonen in den Nebennieren und den Eierstöcken, also auch hier wieder: weniger verfügbares Testosteron im Körper.

Ein weiterer Effekt ist die Hemmung des Enzyms 5-Alpha-Recuktase. Somit kann weniger Testosteron in DHT umgewandelt werden, sich also auch weniger Talg bilden.

Wie man sieht, reduzieren all ciese Wirkmechanismen der antiandrogenen Pillen das Testosteron im Körper beziehungsweise machen es unwirksam. Dadurch entstehen weniger Talg und damit weniger oder gar keine Pickel. Das mag eine sehr wirksame Methode sein, jedoch ist es keine natürliche. Denn die Pille unterdrückt mit ihren synthetischen Testosteronhemmern nur die Pickel, doch damit wird die wahre Ursache für unreine Haut NICHT behoben.

Eine wichtige Anmerkung: Grundsätzlich steht im Beipackzettel »jeder« Pille, dass Akne eine mögliche Nebenwirkung sein kann. Deshalb gibt es durchaus Frauen, die auch während der Einnahme der Pille unter Pickeln und Akne leiden.

Setzt man nun die Pille ab, entfällt natürlich auch die Hemmung beziehungsweise Unterdrückung von Testosteron. Nach und nach bauen sich diese synthetischen Hormone ab, und der Körper ist wieder auf seine natürliche Hormonbildung angewiesen. Dadurch kann erst mal ein vorübergehendes hormonelles Ungleichgewicht entstehen, das Testosteron steigt an, und die Pickel kommen wieder. Meist passiert das etwa zwei bis drei Monate nach dem Absetzen der Pille.

Vitalstoffmängel

Ein weiterer Grund für ein hormonelles Ungleichgewicht können auch Vitalstoffmängel sein, die von der Pille verursacht wurden. Dem Körper fehlen dann essenzielle Mineralien, Vitamine oder Spurenelemente, um die Haut mit ihren benötigten Nährstoffen zu versorgen.

Durch die Einnahme der Pille können Organe wie die Leber in Mitleidenschaft gezogen werden. Da sie täglich damit beschäftigt ist, die schädlichen Stoffe der Pille abzubauen, kann sie weniger Mineralien speichern und verwerten. Dazu kommt, dass sie die Produktion von Gallenflüssigkeit reduziert, was wiederum eine Auswirkung auf unseren Darm hat. Da kommen wir dann auch schon zum nächsten Problem, denn unser Darm ist maßgeblich für die Aufnahme der Nährstoffe zuständig.

Diese Vitalstoffe fehlen dann auch der Haut, sie wird empfindlicher und angreifbarer. Da die Haut ebenfalls ein Entgiftungsorgan ist, kann es durch die reduzierte Funktion von Leber und Darm passieren, dass sie diese Aufgabe übernimmt. Das Resultat: Pickel! Genau deshalb ist es umso wichtiger, nach dem Absetzen der Pille den Fokus auf die Entgiftungsorgane zu legen, denn die Haut ist nur der Spiegel der inneren Organe.

Jetzt wissen wir, warum die Pille eine positive Auswirkung auf die Haut haben kann. Jedoch ist das mehr ein Vertuschen als ein Lösen des Problems. Setzen die Frauen die Pille ab, geht es erst richtig los, und man fühlt sich wie in der Pubertät. Wer möchte schon Pickel haben? Verständlich also, dass viele Frauen aus Verzweiflung wieder zur Pille greifen. Ich hatte diese Gedanken auch. Doch es geht um die Eigenverantwortung unserem Körper gegenüber. Ich wollte nicht, dass mein Körper noch länger von der Pille fremdgesteuert wird. Der Weg ist nicht immer leicht. Allerdings ist das Gefühl nach Erreichen des Ziels ein unbeschreibliches. Vor allem vermittelt dir die wiederhergestellte Verbindung zu deinem Körper ein wundervolles Gefühl von Selbstbestimmung. Diese Verbindung haben wir unter der Pille leider oftmals verloren.

Falls du wissen willst, ob auch deine Pille antiandrogen wirkt, schau einfach nach den Inhaltsstoffen. Pillen mit antiandrogener Wirkung nennen folgende: Chlormadinonacetat, Cyproteronacetat, Dienogest, Drospirenon. Beispiele hierfür sind: Belara®, Aida®, Yaz®, Maxim®, Valette®.

Mein Tipp

· ·

Bleibe dran, höre auf dich und auf deinen Körper.

Halte durch, und vertraue darauf, dass dein Körper
es mit etwas Unterstützung schaffen wird, die
Haut wieder vollständig zu reinigen und dich und
deine Haut wieder zum Strahlen zu bringen!

Die Entstehung eines Pickels

Unebenheiten, entzündete Pickel oder Akne ... sie alle haben eine Ursache. Unsere Haut besteht aus vielen winzigen Öffnungen, den Poren. Jede Pore hat ein dünnes Haar in sich, an dessen Wurzel sich eine Drüse befindet. Diese Drüse hat die Funktion, Talg zu produzieren. Talg führt die abgestorbenen Zellen in der Pore durch den Haarkanal nach außen, wo er dann als dünner Film abgelegt wird. Dafür gibt es genau zwei Gründe: Zum einen soll die Haut so vor schlechten Umwelteinflüssen geschützt und zum anderen vor Trockenheit bewahrt werden. Dies alles beschreibt die normale Funktion einer Pore, ihrer Drüse und der Talgproduktion.

Wenn du aber Hautunreinheiten hast, dann ist das keine normale Funktion mehr. In dem Fall sind wahrscheinlich deine Haarkanäle verstopft. Das Hauptproblem liegt daran, dass die Talgdrüsen Empfangsstellen für männliche Hormone sind. Schwirren in unserem Körper also zu viele männliche Hormone herum und können nicht durch Rezeptoren gebunden werden, suchen sie sich ihre Empfangsstelle in der Talgdrüse. Dieser Zusammenschluss geht dann direkt in den Zellkern und manipuliert dort die Steuerungszentrale der Zelle. Das Ergebnis: Es wird wie verrückt, und mehr als notwendig, Talg produziert. Der Haarkanal ist dann verstopft, und die abgestor-benen Zellen können nicht mehr an die Oberfläche gelangen. Durch diese Verstopfung entsteht genau das Problem: ein Mitesser. Mitesser sind die schwarzen kleinen Unreinheiten, die man oftmals an der Nase oder um die Mundpartie findet. Schwarz sind sie deshalb, weil Luft an den Mitesser gelangt und er dann oxidiert.

Da die Haut immer mehr Talg produziert, baut sich im Haarkanal immer mehr Druck auf. Das wiederum kann dazu führen, dass der Mitesser aufplatzt und der Talg nach außen gelangt. Passiert das nicht, entsteht hier ein wunderbarer Platz für Hautbakterien, um sich zu vermehren. Genau jetzt wird aus einem Mitesser ein eitriger und entzündeter Pickel.

Doch warum entstehen Pickel? In der Pubertät können es rein hormonelle Gründe sein. Und wie wir vom Skin Mapping wissen, kann unreine Haut auch an einem organischen Problem liegen. Wahrscheinlich liegt es an einer Kombination aus verschiedenen Ursachen. Jedoch dürfen wir eines nicht vergessen: Der Körper ist ein ganzheitliches System, und somit können auch verschiedene Faktoren dazu beitragen, warum unsere Haut unrein wird. Schauen wir uns dazu die drei häufigsten Faktoren für unreine Haut an:

1. Ernährung

Unser Körper besteht aus Billionen von Zellen. Diese Zellen haben eine Art Kraftwerk in sich, die Mitochondrien. Sie sind der Energieträger der Zellen. Damit diese Zellen Energie erzeugen können, benötigen sie drei Bestandteile: eine gesunde Ernährung in Form von Kohlenhydraten, Fetten und Proteinen, Mikronährstoffe und Sauerstoff.

Wenn der Körper beziehungsweise die Mitochondrien keine Energie mehr erzeugen können, befindet sich der Körper in einem dauerhaften Kampf. Dabei geht es dann nur noch ums nackte Überleben. Der Körper befindet sich ständig auf Reserve und hat keine Kraft mehr, um seine Depots aufzufüllen. Jetzt werden leider nur noch die wichtigsten Funktionen ausgeführt. Konsequenzen daraus können sein, dass der Hormonhaushalt aus dem Gleichgewicht gerät, Organe ihre Funktionen herunterfahren oder die Zellen anfangen, gegen sich zu arbeiten (Autoimmunerkrankungen entstehen).

Eine unreine Haut kann ein erstes Symptom von mangelhafter Ernährung sein und darauf hinweisen, dass die Mitochondrien nicht ausreichend genährt werden. Die Haut braucht, wie auch alle anderen Organe, genügend Nährstoffe. Wenn sie diese nicht bekommt, wird sie anfällig für innere und äußere Schadstoffe.

2. Ungleichgewicht der Hormone

Ein Ungleichgewicht der Hormone betrifft oftmals Frauen, die die Pille abgesetzt haben. Wie auf den vorigen Seiten beschrieben, kann das komplette Hormonsystem durcheinandergeraten. Gerade die männlichen Hormone im Frauenkörper können bei einem Überschuss zu Hautunreinheiten führen.

3. Stress

Auch Stress und emotionales Empfinden haben eine Auswirkung auf das Hautbild. Stressfaktoren durch äußere Einflüsse senden im Körper Signale aus. Das Stresshormon Cortisol wird in die Höhe getrieben und löst auch in unseren Organen Stress aus. Sie können so ihrer Hauptaufgabe nicht mehr nachgehen, sondern sind nur noch darauf getrimmt, das akute Stressproblem zu lösen.

Schritt für Schritt

Das Buch umfasst zwar diese drei Bereiche, jedoch ist es wichtig zu wissen, dass bei jedem Menschen eine Änderung in diesen Bereichen unterschiedlichen Erfolg bringen kann. Bei manchen reicht schon eine Ernährungsumstellung aus, bei anderen das Reduzieren von Stress. Es kann aber auch eine Kombination aus allen drei Bereichen sein.

Probiere die Bereiche einzeln aus, und notiere dir, wie sich dein Körper verändert und ob du positive Auswirkungen siehst. Doch überfordere ihn nicht! Ständige Änderungen können deinen Körper stressen, was wiederum nicht zielführend für ein reines Hautbild ohne Pickel ist.

Der nächste Schritt ist die Unterstützung der Organe. Gerade nach der jahrelangen Einnahme der Antibabypille kann dies sehr hilfreich sein, um den Körper von den Schadstoffen der Pille zu befreien. Es ist wie eine Pflegekur für die Organe und hilft ihnen dabei, ihre natürliche Entgiftung anzuregen.

Last but not least kommen wir zur Seele. Mit einigen Anwendungsmethoden (→ Seite 124 ff.) ist es möglich, seinen Stresslevel zu minimieren und der Haut dadurch zu ermöglichen, wieder rein und gesund zu strahlen.

Mein Tipp

· ·

Beginne mit der Ernährung. Schritt für Schritt kannst
du Fertigprodukte durch frische Nahrungsmittel
ersetzen und gewisse Lebensmittel ganz
aus dem Alltag streichen. Mehr zum Thema
Ernährung findest du im folgenden Kapitel.

Let's have some food!

Du bist, was du isst!

Vegetarisch, vegan, Paleo, Low Carb ... heutzutage gibt es unzählige Ernährungsformen. In diesem Buch wird allerdings keine bestimmte Ernährungsform beschrieben, sondern der Fokus liegt auf einer ausgewogenen und nährstoffreichen Ernährung. Welche Ernährungsform man wählt, bleibt einem selbst überlassen, denn nicht jede passt zu jedem Menschen. Was für den einen gut ist, kann für den anderen durchaus schlecht sein.

Unser Körper benötigt viele Vitalstoffe, um seine Zell- und Organfunktionen aufnehmen zu können. Hierzu gehören Mineralien, Vitamine, Aminosäuren, Spurenelemente und essenzielle Fettsäuren. Diese Vitalstoffe werden auch **Mikronährstoffe** genannt. Davon kann unser Körper einige selbst herstellen, andere muss er über die Nahrung aufnehmen.

Unser Organismus ist perfekt aufgebaut und aufeinander abgestimmt. Unser Herz schlägt jede Sekunde, der Darm arbeitet 24 Stunden, und unser Blut ist ständig im Fluss. Dazu kommt noch, dass wir durch unsere Arbeit und andere äußere Umwelteinflüsse ständig Stress auf unseren Körper ausüben. Das kostet natürlich Kraft. Deshalb braucht unser Körper Energie, und die bekommt er durch **Makronährstoffe.** Diese werden im Verdauungstrakt aufgespalten, über das Blut zu den Zellen transportiert und dort verbraucht. Makronährstoffe werden in drei Kategorien unterteilt: Kohlenhydrate, Proteine und Fette.

Damit unser Körper funktionieren kann und Hormone sowie Nährstoffe von A nach B transportiert werden können, benötigt unser Körper Energie. Diese bekommt er durch **Kohlenhydrate**. Die wertvollste Energie erhalten wir aus komplexen Kohlenhydraten, wie sie in Gemüse, Obst, Süßkartoffeln, Vollkornprodukten, Nüssen, Hülsenfrüchten, Naturreis und Pseudogetreiden wie Weizenkleie, Haferflocken, Amaranth, Quinoa, Hirse und Buchweizen, vorkommen.

Proteine, auch Eiweiße genannt, sind Bestandteile fast aller Organe und regulieren unseren Stoffwechsel. Sie bestehen aus kleinen Bausteinen, die sich Aminosäuren nennen. Das menschliche Protein besteht aus 22 verschiedenen Aminosäuren, wovon acht nicht selbst hergestellt werden können und somit über die Nahrung aufgenommen werden müssen. Proteine sind nicht nur für unseren Muskelaufbau wichtig, sondern auch für unser allgemeines Wohlbefinden. Ein Mangel an Proteinen kann uns schlapp und müde machen, unser Immunsystem schwächen und die Hormonproduktion negativ beeinflussen. Proteine findet man in tierischen Produkten wie Fleisch, Fisch und Eiern. Aber auch unsere Natur bietet eine Auswahl an pflanzlichen Quellen wie bei-

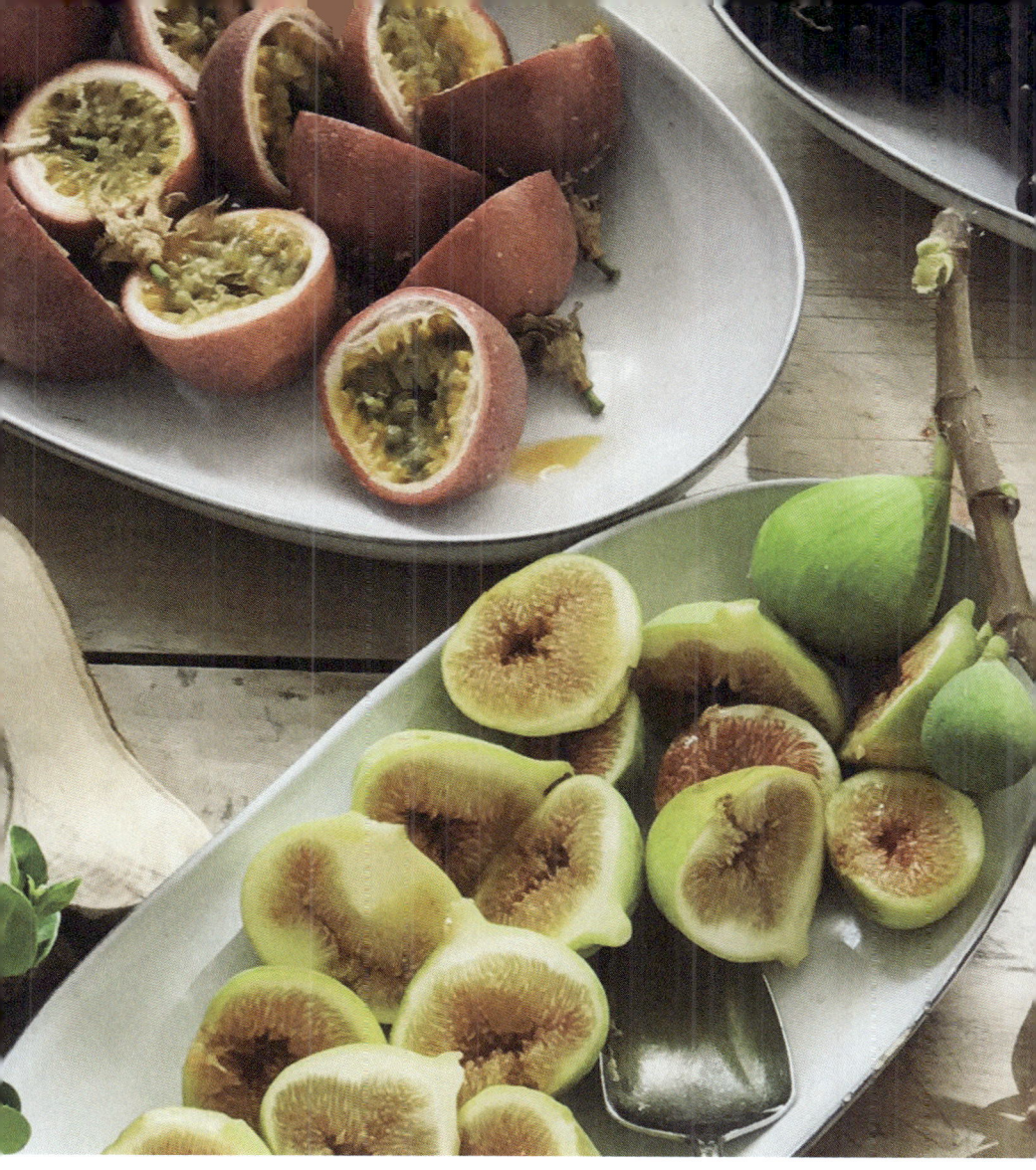

spielsweise Naturreis, Haferflocken, Hanf, Hirse, Erbsen, Quinoa und Linsen.

Fett hat mehrere Aufgaben im Körper. So ist es bei der Produktion von Hormonen beteiligt, hilft bei dem Aufbau von Gallensäure (welche wichtig für unsere Verdauung ist) und ist der Träger von fettlöslichen Vitaminen wie A, D, E und K. Mittlerweile sollte jedem klar sein, dass es gesunde und ungesunde Fette gibt. Gute Fettquellen findet man beispielsweise in Avocado, Lachs, Makrelen, Heringen, Nüssen und Olivenöl.

Meine Ernährungsgrundsätze

Auf den folgenden Seiten zeige ich dir acht Grundsätze auf, die dir dabei helfen können, Stück für Stück deine Ernährungsgewohnheiten umzustellen und so eine ausgewogene Ernährung für eine reine Haut in den Alltag einzubauen.

1. Frisch statt fertig!

Wir leben oft in Hektik, haben wenig Zeit zum Kochen und Essen. Das führt dazu, dass wir gern mal zu Fertigprodukten greifen. Diese enthalten jedoch viele chemische Zusatzstoffe und wenige bis gar keine Nährstoffe mehr. Deshalb spricht man hier oftmals auch von leeren Kohlenhydraten. Sie treiben den Blutzuckerspiegel zwar kurzfristig in die Höhe, doch er fällt sehr schnell wieder ab, und schon nach wenigen Stunden hat man wieder Hunger. Die Auswirkung des Blutzuckerspiegels auf unsere Haut wird später im Buch noch näher beleuchtet (→ Seite 49 ff.). Wirft man einen Blick auf die Zutaten, findet man kaum noch natürliche Inhaltsstoffe. Die Liste der E-Stoffe ist lang, Konservierungsstoffe, Salz und Zucker sind ein großer Bestandteil. Dass dies unserem Körper nicht guttut, versteht sich von selbst.

Mein Tipp

Koche am Vortag und in größeren Mengen. Die meisten Gerichte kann man einfrieren. So sind sie schnell verfügbar, wenn du es eilig hast.

Lasse dich inspirieren. Kaufe dir ein Kochbuch, das dich anspricht, und nimm dir zweimal die Woche vor, ein Gericht daraus zu kochen. Auch der Wochenmarkt kann inspirierend sein. Das Schöne daran ist, dass es dort meist saisonale Produkte gibt und diese direkt vom Erzeuger aus deiner Gegend kommen.

Mache es dir nicht unnötig schwer. Ein einfaches Gericht, wie beispielsweise eine Reispfanne mit Gemüse, geht superschnell und bedarf keiner großen Kocherfahrung.

2. Synthetische Hormone: Nein danke!

Es mag sein, dass Fleisch und Fisch früher einmal sehr nährstoffreich für den Menschen waren. Aber ist das heute auch noch so?

Fleisch kommt größtenteils aus der Massentierhaltung (Fisch leider häufig aus der Aquakultur). Dort leben die Tiere auf engstem Raum, sehen kaum Tageslicht, mal ganz abgesehen von den hygienischen Zuständen. Damit sie durch diese Umstände nicht erkranken, dürfen ihrem Futter, das meist aus Soja und Mais besteht, auch Hormone und Antibiotika beigemischt werden. Wenn wir dieses Fleisch essen, gelangen diese Stoffe natürlich auch in unseren Körper und können ein hormonelles Ungleichgewicht auslösen. Beschwerden können zum Beispiel eine stärkere Blutung, Krämpfe, Stimmungsschwankungen und sogar Eierstockzysten sein.

Das soll nun aber nicht bedeuten, dass Fleisch oder Fisch per se schlecht sind. Nein, Fleisch und vor allen Dingen Fisch liefern durchaus wichtige Proteine. Vielmehr geht es um die Qualität. Tiere aus biologischer Haltung (bei Fisch Wildfang) dürfen laut Gesetz nicht mit Antibiotika und Hormonen versorgt werden.

Mein Tipp

Achte darauf, woher dein Essen kommt. Fleisch, Fisch und Gemüse aus biologischer Haltung beziehungsweise biologischem Anbau sind zwar etwas teurer, aber unsere Gesundheit sollte uns das Wert sein.

Wirf einen genauen Blick auf die Produkte, die du gern isst. Wo werden sie angebaut? Arbeitet die Industrie mit synthetischen Hormonen? Wie werden die Tiere gefüttert?

Ein Besuch auf einem Markt in deiner Stadt kann dir dabei helfen Kontakt zu den Bauern zu bekommen und so zu erfahren, wie deren Lebensmittel angebaut werden. Zusätzlich bekommst du ein Gefühl für saisonales Obst und Gemüse, das für uns viel gesünder ist.

Du musst wissen, dass Lebensmittel, die exportiert werden, früh geerntet werden und auf ihrem langen Transportweg die meisten ihrer Nährstoffe verlieren. Der Vorteil von saisonalem Gemüse hingegen ist, dass es reif geerntet wird und wir von den Nährstoffen besser profitieren können.

3. Milch und Pickel – was hat es damit auf sich?

Es gibt derzeit fast kein Nahrungsmittel, das mehr Diskussionspotenzial mit sich bringt als die Milch. Selbst die Studienlage dazu ist nicht eindeutig, und man findet Untersuchungen, die sowohl für als auch gegen Milch als Nahrungsmittel sind. So schreibt auch Bas Kast in seinem Buch »Der Ernährungskompass« sehr deutlich, dass es heutzutage schwer ist, den Studien[1] über die Milch zu trauen, denn ein Großteil von ihnen wird von der Milchindustrie bezahlt.

Ähnlich wie beim Weizen gibt es Menschen, die mit einer Unverträglichkeit auf Milch reagieren. Meist klagen sie nach dem Milchkonsum über Blähungen, Durchfall, einen Blähbauch, Völlegefühl, oder sie fühlen sich einfach nur schlapp. In den meisten Fällen liegt das Problem darin, dass ihnen das Enzym Laktase nicht vollständig zur Verfügung steht und sie dadurch den Milchzucker nicht verdauen können, auch bekannt als Laktoseintoleranz. Der Milchzucker bleibt dann unverdaut im Darm liegen und erzeugt die genannten Beschwerden. Die Betroffenen sollten wie bei anderen Unverträglichkeiten mit einem Verzicht reagieren, um ihrem Körper langfristig nicht zu schaden. Übrigens sind in Deutschland davon etwa 20 Prozent der Bevölkerung betroffen. Nehmen speziell diese Menschen trotzdem Milchprodukte zu sich, kann darauf auch die Haut negativ reagieren, denn der Darm wird dadurch langfristig belastet. Glaubt man der TCM und ihrem Verfahren nach Skin Mapping, könnten die Betroffenen unreine Stellen besonders rund um den Mund bis hinunter zum Kinn aufweisen.

Doch was ist mit den Menschen, die kein Problem haben, den Milchzucker und somit die Milch zu verdauen, und sie vertragen? Was steckt noch dahinter, warum viele Ärzte ihren Patienten mit unreiner Haut zum Verzicht von Milch raten? Um das zu beantworten, muss man den ursprünglichen Sinn von Kuhmilch kennen. Dieser liegt nämlich darin, als Nahrungsmittel von Kälbern zu dienen. Die Mutterkuh produziert Muttermilch mit allen wichtigen Nährstoffen, um das Kalb großzuziehen. Man kann die Milch auch als eine Turbo-Proteinkonzentration bezeichnen. Die in der Milch enthaltenen Aminosäuren aktivieren im Blut Wachstumshormone wie Insulin, mTor und IGF-1. Wie ihre Bezeichnung schon verrät, sollen diese Wachstumsmoleküle dem Kalb dabei helfen, groß und stark zu werden. Über einen gewissen Zeitraum bekommt das Kalb also ausschließlich Kuhmilch, bis es groß genug ist, um allein zu fressen und zu überleben. In dieser Form ist Milch auch absolut sinnvoll und lebensnotwendig für die Kälber.

Nun hat sich die Milch aber in unsere alltägliche Ernährung eingeschlichen und

---

[1] Studie: https://www.foodpolitics.com/2016/03/six-industry-funded-studies-the-score-for-the-year-15612/

da sind die Wachstumshormone nach wie vor enthalten. Es wäre also dasselbe, wenn wir auch im Erwachsenenalter nach wie vor die Milch unserer Mutter trinken würden. Das wäre doch ganz schön schräg, oder? Das ist von der Natur einfach so nicht vorgesehen, denn sie soll uns nur bis zu einem bestimmten Lebensabschnitt begleiten. Mal abgesehen davon, wäre es wohl sowieso gesünder, menschliche Muttermilch zu konsumieren als die einer anderen Spezies. Denn die Milch einer Kuh enthält knapp dreifach mehr Proteine als unsere Muttermilch. Schon allein dieser Fakt sollte uns zum Nachdenken anregen, ob der Konsum von Milch für uns Menschen wirklich sinnvoll ist.

Gerade das erwähnte Insulin und IGF-1 aktivieren in Kombination Prozesse im Körper, die den Transkriptonsfaktor Forkhead Box Protein O1 (FCXO1) blockieren. Dadurch kommt es zu einem Mangel an FOXO1. Mittlerweile ist in der Dermatologie klar, dass ohne FOXO1 Akne entsteht. Deswegen ist es nicht verwunderlich, dass die meisten Aknemedikationen darauf abgezielt sind, den FOXO1-Spiegel zu heben und gezielt gegen Akne zu kämpfen.

Ferner enthält Milch eine Reihe von Verunreinigungen, die von Pestiziden bis hin zu Medikamenten reichen. Milch beinhaltet von Natur aus Hormone und Wachstumsfaktoren, die im Körper der Kuh produziert werden. Darüber hinaus werden den Milchkühen in einigen Ländern (legal und illegal) zusätzlich synthetische Hormone wie rekombinantes Rinder-Wachstumshormon (rBGH) injiziert, um die Produktion von Milch zu erhöhen. Die heutigen Turbokühe aus Qualzuchten produzieren Milchmengen, für die eine Kuh normalerweise nie vorgesehen war. Das Ergebnis ist dann oft eine schmerzhafte Mastitis oder Entzündungen der Brustdrüsen. So kann dann auch Eiter in die Milch gelangen. Die Behandlung dieser Erkrankung erfordert dann den Einsatz von Antibiotika. Deshalb ist es nicht verwunderlich, dass Antibiotikaspuren in Proben von Milch und anderen Milchprodukten gefunden werden.

Kommen wir nun aber zu den direkten Zusammenhängen von Milchkonsum und unreiner Haut. In der Nurses Health Study II[2] wurde der Zusammenhang zwischen der Aufnahme von Milchprodukten im Jugendalter und dem Auftreten von schwerer unreiner Haut bei Teenagern untersucht. Dazu werteten die Forscher die ausgefüllten Fragebögen von 47.355 Mädchen im Teenageralter aus. Sie fanden heraus, dass der Konsum von Milchprodukten Pickel fördern kann. Die Vermutung liegt nahe, dass Hormone oder bioaktive Moleküle in der Milch dafür verantwortlich sind. Um die Ergebnisse zu überprüfen, wurden 6094 Mädchen im Alter von neun bis 15 Jahren zu einem späteren Zeitpunkt noch-

---

2   Studie: Adebamowo CA, Spiegelman D, Danby FW, Frazier AL, Willett WC, Holmes MD: High school dietary dairy intake and teenage acne. J. Am. Acad. Dermatol. 2005 Feb;52(2):207–14

mals befragt. Erneut wurde der Zusammenhang zwischen dem Verzehr von Milchprodukten und der äußeren Reaktion der Probanden in Form von Akne festgestellt.

Studien[3] bei einer aknefreien Bevölkerung, wie beispielsweise in Papua-Neuguinea, verstärkten einen Bezug zwischen Milch und Akne.

Diese Menschen nehmen weder Milchprodukte noch Kohlenhydrate mit hohem glykämischem Index (beispielsweise Weißmehl, Süßigkeiten etc.) zu sich. Der glykämische Index gibt an, wie schnell ein Lebensmittel den Blutzuckerspiegel ansteigen lässt. Ein hoher glykämischer Index löst demzufolge schnell einen hohen Blutzuckerspiegel aus, aber dazu später mehr (→ Seite 49 ff.).

Mein Tipp

• •

Der Konsum von Milch gilt also als nicht essenziell, um gesund zu sein. Bei Käse ist die Lage anders. Dieser hat durch den Fermentierungsprozess bei der Herstellung durchaus gesunde Nährstoffe für unsere Darmflora zu bieten.

Teste es selbst aus, und versuche einmal, für mindestens zwei Wochen Kuhmilch zu vermeiden. Es gibt viele leckere Alternativen, wie zum Beispiel pflanzliche Drinks: Hafermilch schmeckt gut im Kaffee und Mandel- oder Reismilch hervorragend im Müsli.

---

3   Studie: Cordain L, Lindeberg S, Hurtado M, Hill K, Eaton SB, Brand-Miller J: Acne vulgaris: a disease of Western civilization. Arch. Dermatol. 2002 Dec; 138(12):1584–90

4. Proteine sind nicht nur für die Muskeln wichtig!

Jeder Mensch ist einzigartig. Es gibt keine Ernährungsform, die zu allen Menschen passt und auch positive Auswirkungen auf jeden Menschen hat. Bei den Proteinen gilt das genauso. Es gibt Menschen, die verspüren extreme Erfolge, wenn sie komplett auf tierische Proteine (Fleisch und Fisch) verzichten und diese durch pflanzliche Proteine (Hülsenfrüchte) ersetzen. Andere Menschen sehnen sich danach und fühlen sich ohne tierische Proteine schwach und kraftlos. Doch eines steht fest: Unser Körper, unsere Zellen und unsere Haut brauchen Proteine.

Es kommt also auf die richtige Menge an. Eine Einseitigkeit in der Ernährung hilft niemandem, egal ob es zu viel Gemüse oder Fleisch ist. Neben Vitaminen, Mineralstoffen, Spurenelementen und Wasser benötigt unser Körper und besonders die Haut eben auch Proteine, denn Proteine und deren Bausteine, die Aminosäuren, sind wichtig für die Elastizität der Haut. Auch für Vegetarier oder Veganer gibt es viele verschiedene Proteinformen. Diese bestehen aus pflanzlichen Proteinen und bringen keine schlechten Fette mit sich.

Hier ist von besonderer Bedeutung:
Quantität und Qualität.

Mein Tipp

Finger weg von molkehaltigen Protein-Shakes. Sie bestehen nämlich aus Milchzucker und – wie eben beschrieben – können negative Auswirkungen auf die Haut haben. Nutze neben Fleisch und Fisch auch pflanzliche Proteinquellen wie Reis, Hanf, Erbsen oder Linsen.

5. Fett ist nicht gleich Fett!

Fett ist leider ein sehr negativ behaftetes Thema. Dabei vergisst man total, dass Fett für uns lebensnotwendig ist, besonders für unser Gehirn und die Hormonbildung. Die Aussage, dass Fett fett macht, ist veraltet und einfach nicht richtig. Wichtig ist nur, dass man auf gute Fette zurückgreift.

Unser Körper braucht Fette »für schlechte Zeiten«, und unser Gehirn benötigt Fette, um die tägliche Energie leisten zu können. Doch das ist nicht alles. Auch unser Hormonhaushalt braucht gesunde Fette, um in Balance zu bleiben. Fette sind also für unseren gesamten Organismus sehr wichtig. Fett ist neben Proteinen und Kohlenhydraten einer der drei Makronährstoffe. Für einen gesunden Hormonhaushalt ist es entscheidend, dass man die richtige Kombination aus diesen drei Hauptnährstoffen zu sich nimmt. Gerade im Hinblick auf entzündliche Prozesse in unserem Körper sind gesunde Fette wie Omega 3 essenziell. Aber später mehr dazu (→ Seite 60).

Studien besagen, dass es erst in den 90er-Jahren zu einem Ungleichgewicht der Hormone bei Frauen kam. Zurückzuführen sei dies auf den damaligen Trend, sich einer Low-Fat-Diät (einer fettreduzierten Ernährungsform) zu unterziehen. Wenn man aber weiß, dass Hormone aus Fett und Cholesterol entstehen, ist es nur logisch, dass Fett für einen geregelten Hormonhaushalt unbedingt erforderlich ist.

Mein Tipp

. . . .

Raffinierte Fette wie Distelöl oder Margarine bestehen aus gesättigten Fettsäuren und können schädlich für unsere Haut sein. Nutze lieber Leinöl, Olivenöl, Macadamiaöl oder auch Avocados und Nüsse für eine gesunde Quelle an Fettsäuren.

Eine gute Zusammensetzung aus Omega-6- und Omega-3-Fettsäuren ist in Chia- und Leinsamen, Butter, Lachs, Paranüssen oder Walnüssen enthalten.

6. Weizen und Gluten, sind sie wirklich so »böse«?

Überall kann man sie mittlerweile kaufen, die glutenfreien Produkte. Doch ist das wieder nur ein weiterer Hype der Nahrungsmittelindustrie, um mehr Geld zu machen, oder löst der Weizen mit seinem Gluten tatsächlich eine Welle verschiedener Krankheiten aus? Und vor allen Dingen: Wenn Weizen in Verbindung mit unreiner Haut steht, wieso haben dann nicht alle Menschen, die Weizen konsumieren, Pickel?

Um das zu beantworten, müssen wir uns die Verarbeitung von Weizen in unserem Körper anschauen. Dabei geht es hier in erster Linie um die Verdauung von Gluten, das Eiweiß im Weizen. Essen wir nämlich glutenhaltige Produkte, versucht der Körper, diese im Darmtrakt mit den notwendigen Enzymen zu zerlegen. Und genau hier beginnt bei manchen Menschen das Problem, und man spricht von einer Zöliakie. Dabei richtet sich das Immunsystem gegen das Enzym, welches bei der Verstoffwechselung von Gluten notwendig ist. Gelangen die glutenhaltigen Speisen bei den von Zöliakie Betroffenen in den Darm, greifen Antikörper den Organismus und besonders die Darmzotten an. Darmzotten sind wie kleine, feine Fühler im Darm. Sie sind lebensnotwendig, weil sie die Nährstoffe aus dem Essen ziehen und weitergeben. Werden sie gestört, dann kann der Körper keine Nährstoffe mehr aufnehmen – und das führt zu einer unreinen Haut aufgrund von Nährstoffmängel. Dabei sind unreine Haut, Pickel oder Akne aber das geringste Problem der Betroffen, und dieses Krankheitsbild muss unbedingt ärztlich betreut werden.

Dann gibt es aber auch Menschen, die allergisch auf Weizen reagieren. Die Beschwerden äußern sich meist in starken Verdauungsbeschwerden, Übelkeit, Schwellungen, Ausschlägen oder starkem Juckreiz. Oftmals denken Frauen, sie haben eine breitflächige unreine Haut mit roten Pickeln, doch in manchen Fällen kann sich dies auch als eine allergische Reaktion herausstellen. Diese Allergien können beim Arzt über ein Blutbild oder einen Hauttest festgestellt werden. Der Verzicht auf glutenhaltige Produkte wirkt bei diesen Patienten oft Wunder, und die Haut wird automatisch besser

Und dann gibt es noch die Weizensensitivität, auch sie zählt zu den Allergien. Bei diesen Betroffenen ist es nicht unbedingt das Gluten-Eiweiß, sondern ein im Weizen enthaltenes Pestizid mit dem Namen Alpha-Amylase-Trypsin-Inhibitor (ATI). Dies wurde von der Nahrungsmittelindustrie chemisch gezüchtet, um bessere Weizenerträge zu gewinnen. Das erklärt, warum manche Menschen Getreide wie den Urdinkel oder Urweizen problemlos vertragen, aber auf Weizen in Form von heutigem Weißmehl mit Blähungen oder einem Blähbauch reagieren. Der Weizen wurde nämlich in den letzten Jahren stark verändert und hat zum einen kaum noch Nährstoffe, und zum anderen enthält er das bereits genannte Pestizid ATI. Davon steckt im heutigen Weizen nämlich dreimal so viel wie im Urweizen. Wie wirkt das Weißmehl mit dem enthaltenen ATI auf unseren Darm? Manche Menschen können darauf mit einer chronischen Darmentzündung reagieren, und der Darm wird langfristig angreifbar.

In welchem Zusammenhang steht Weizen also mit unserer Haut? Zählt man zu den Menschen, die allergisch auf Weizen reagieren, kann durch die Schwächung des Darms ebenfalls das Hautbild verschlechtert werden. Durch die Probleme, Nährstoffe aufzunehmen, wird auch das Hautbild früher oder später darunter leiden. Zählt man aber zu den Menschen, die keine allergische oder sensible Reaktion auf Weizen beziehungsweise Gluten zeigen, dann gibt es aus medizinischer Sicht keinen Grund, auf Weizen zu verzichten.

Trotzdem möchte ich hier auf zwei wichtige Faktoren hinweisen: Weißmehl, welches man in Gebäck, Nudeln, Pizza oder Süßspeisen findet, enthält keine Schale mehr, diese wurde bei der industriellen Verarbeitung entfernt. Allerdings enthält genau diese Schale Vitamine und Ballaststoffe, die für unseren Körper und besonders den Darm wichtig wären. Vollkornprodukte können hier eine bessere Alternative sein, da sie noch die Schalen und somit auch die enthaltenen Nährstoffe beinhalten. Dazu kommt, dass Weißmehl einen hohen glykämischen Index hat und unseren Blutzucker stark in die Höhe treibt, was wiederum den Insulinspiegel ansteigen lässt. Das führt nicht nur zu mehr Hunger und dann auch zu Übergewicht, sondern auch zu einem hormonellen Chaos, welches im Umkehrschluss wieder unsere Pickel entstehen lässt.

Mein Tipp

Keine Sorge! Leidet man unter einer allergischen Reaktion gegen Gluten, gibt es genügend Alternativen zu glutenhaltigem Getreide. Quinoa, Amaranth, Buchweizen und glutenfreie Haferflocken bieten eine abwechslungsreiche Vielfalt. Linsennudeln, glutenfreie Mehle für Pizza (Mais- oder Reismehl) oder Brot aus Nüssen und Buchweizen sind geschmackvolle und nährstoffreiche Ersatzprodukte.

Hat der Körper allerdings keine Probleme bei der Verstoffwechselung von Gluten, kann man aber zum einen trotzdem versuchen, den Weißmehlanteil durch die oben genannten Produkte zu reduzieren oder auf Urdinkel beziehungsweise Urweizen umzusteigen. Probiere es einfach mal aus, und schaue, ob es einen positiven Effekt auf dein Hautbild hat. Es gibt sogar vereinzelt Bäckereien, die Urdinkel oder Urweizen führen. Einfach mal nachfragen.

7. Die Mischung macht's!

Die vorherigen sechs Punkte zeigen auf, welche Lebensmittel eine positive und welche eine negative Auswirkung auf die Haut haben können. Jetzt geht es um die richtige Mischung, denn zu viel von allem schafft kein Gleichgewicht, und darum geht es ja schließlich.

Die richtige Zusammensetzung aus Kohlenhydraten, Fetten und Proteinen ist wichtig, um die Vitalstoffe aus den Lebensmitteln aufnehmen zu können und den Körper damit zu versorgen. Jede Mahlzeit sollte also ausgewogen sein. Auch bei Obst und Gemüse kann man gut variieren. Die Farbe spielt eine große Rolle, denn jede (Rot, Orange, Grün) hat ihre Stärken.

Rotes Obst und Gemüse enthalten beispielsweise viele Antioxidantien. Diese schützen unsere Zellen vor freien Radikalen. Unsere Haut kann von äußeren Einwirkungen wie Abgasen oder aggressiven Cremes angegriffen werden. Antioxidantien in unseren Hautzellen schützen uns vor solchen Angriffen.

Oranges Obst und Gemüse beinhalten Carotinoide. Diese sind wichtig, um das Immunsystem zu stärken und die Zellen vor Krankheitserregern zu schützen. Außerdem helfen Carotinoide der Haut, sie vor einer schnellen Alterung zu schützen.

Grünes Obst und Gemüse sind die Sauerstofflieferanten für das Blut. Die Ballaststoffe in grünem Gemüse regen den Verdauungstrakt an und helfen somit beim Entgiften.

Mein Tipp

• •

Von allem etwas! Stelle dein Gericht so bunt wie möglich zusammen. Je mehr natürliche Farbe, umso besser. Achte dabei sowohl auf die Makro- wie auch auf die Mikronährstoffe.

Smoothies können eine tolle Alternative sein, um die Vielfalt der frischen Gemüsesorten zusammenzubringen. Ein paar Smoothie-Rezepte findest du am Ende des Buchs (→ Seite 143, 157, 161).

8. Sweet sweet sugar

Hierbei spielt besonders der glykämische Index eine Rolle. Dieser Wert zeigt, wie stark der Blutzuckerspiegel nach der Zufuhr von Lebensmitteln ansteigt. Sobald man Nahrung mit einem hohen glykämischen Index zu sich nimmt, schnellt der Insulinspiegel in die Höhe. Durch diesen Anstieg schüttet der Körper Androgene aus. Eines dieser Androgene ist Testosteron. Und wie wir bereits im Abschnitt über die Hormone gelesen haben, fördert Testosteron die Bildung von Talg in den Poren. Sobald die Hautporen durch eine Überproduktion von Talg verstopfen, bilden sich zuerst Mitesser und dann schließlich bei einer Entzündung fiese Pickel.

Zucker gehört neben einfachen Kohlenhydraten wie Weißmehl zu den hochglykämischen Kohlenhydraten und sollte deshalb bei unreiner Haut besser gemieden werden. Ein weiterer Grund, warum man Zucker vermeiden sollte, ist, dass sich schlechte Bakterien und Parasiten in unseren Entgiftungsorganen durch Zucker wie in einem Paradies fühlen, denn durch Zucker vermehren sich diese Mikrotierchen nur noch mehr und schaden somit unseren Organen und unserer Haut.

Wusstest du, dass Zucker ein ähnliches Suchtverhalten im Körper auslöst wie Drogen? Wenn man sich das einmal bewusst macht, ist das doch sehr erschreckend. Das Vermeiden von Zucker kann erst mal zu Kopfschmerzen führen und den Körper eine Art Entzug durchleben lassen.

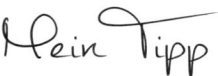

Wenn du ein Verlangen nach Süßem hast, greife lieber zu Früchten oder Nüssen. Zuerst würde ich bewusst den raffinierten weißen Zucker reduzieren und durch Honig oder Agavendicksaft ersetzen. Anschließend Schritt für Schritt auch auf den Honig verzichten, so fällt es dir eventuell nicht ganz so schwer.

Pickel: Blutzucker, Insulin und Cortisol als Ursache?

Die Begriffe Blutzucker und Insulin kennt man meist im Zusammenhang mit Diabetespatienten, und Cortisol wird vielleicht den meisten bekannt sein als unser Stresshormon. Das ist so weit auch alles richtig, doch welchen Zusammenhang haben diese Begriffe mit unserer Haut, und was genau haben sie mit unseren Pickeln zu tun? Beginnen wir mit dem Bluzucker ...

Der Blutzucker

Als Blutzucker wird ein Wert bezeichnet, der aussagt, wie viel Zucker (Glukose) gerade im Blut aufgelöst ist. Ist die Konzentration von Zucker langfristig zu hoch, kann dies dem Körper auf unterschiedlichste Weise schaden. Ist der Gehalt an Glukose im Blut dauerhaft zu niedrig, enthält der Körper zu wenig Energie, was ebenfalls zu Problemen führen kann, sogar zu lebensbedrohlichen. Unser Blutzucker ist a so eine wichtige Basis für die Gesundheit, wichtig genug, dass wir lernen müssen, mit ihm richtig umzugehen. Denn nicht nur ein zu niedriger oder zu hoher Wert des Blutzuckers kann dem Körper schaden, sondern auch zu starke Schwankungen.

Was treibt den Blutzuckerspiegel an? Es gibt Nahrungsmittel, die lassen unseren Blutzuckerspiegel schneller ansteigen als andere. Wie stark ein bestimmtes Lebensmittel den Blutzucker verändert, zeigt der glykämische Index an.

Das Insulin

Die Nahrungsaufnahme dient grundsätzlich der Energiegewinnung. So gibt es natürlich Lebensmittel, die mehr Glukose als andere haben. Essen wir nun also beispielsweise einen Teller Spaghetti mit Tomatensoße, dann steigt der Blutzucker im Körper besonders durch die Weißmehlnudeln an. Der Prozess dahinter lässt die Bauchspeicheldrüse mehr Insulin erzeugen, damit der Zucker aus der Nahrung vom Blut in die Zellen transportiert werden kann. Dort wird er dann in Energie umgewandelt und für den Körper verfügbar gemacht. Es ist also ein wichtiger Prozess, der für uns nahezu lebensnotwendig ist. Doch was passiert, wenn unser Körper andauernd Insulin ausschütten muss?

An unseren Eierstöcken befinden sich sogenannte Insulinrezeptoren. Überschüssiges Insulin verursacht in den Eierstöcken eine Produktion von mehr Testosteron und Östradiol. Was nicht zuletzt zu einem ausbleibenden Eisprung führen kann. Dazu kommt, dass Insulin auch das Sexualhormon-bindende-Globulin (SHBG) schwächt, welches dafür verantwortlich ist, Testosteron an sich zu binden. Das bedeutet, dass wenn weniger Testosteron gebunden werden kann, mehr freies Testosteron im Blut zur Verfügung steht – und dies wiederum wirkt dann in unseren Talgdrüsen und bringt uns die unreine Haut.

Um auch hier einen logischen Zusammenhang zu finden, ein kurzer Hinweis: Die Pille stärkt das SHBG und macht es somit bereit zur Bindung von Testosteron. Genau das ist der Grund für eine oftmals schöne Haut während der Pilleneinnahme.

Das Cortisol

Was hat das Ganze mit unseren Pickeln zu tun? Eines vorab: Insulin ist ein sehr mächtiges Hormon, und wenn es aus der Bahn gerät, wird sich das auch bei anderen Hormonen bemerkbar machen. Wenn Insulin ansteigt, steigt automatisch auch Cortisol an. Cortisol ist ein Stresshormon, welches uns auch in späteren Kapiteln nochmals begegnen wird. Man kann Cortisol als ein sehr nützliches Hormon bezeichnen, denn es ermöglicht uns, mit Stress besser umgehen zu können. Es gibt uns vorübergehend mehr Energie und Kraft. Vorrausgesetzt ist, dass er nur kurzzeitig ausgeschüttet wird und nicht über einen längeren Zeitraum. Befinden wir uns jedoch trotzdem in einem andauernden Stresszustand, kann ein langzeitig erhöhter Cortisolspiegel unter anderem entzündungsfördernde Substanzen im Körper hervorrufen und die Talgproduktion ankurbeln. Beides Faktoren, die wir auf dem Weg zu einer reinen Haut nicht gebrauchen können. Diese entzündungsfördernden Substanzen greifen das natürliche Kollagen in der Haut an und machen sie dadurch schlaffer, angreifbarer und trockener.

Dazu kommt, dass eine ständige Ausschüttung von Cortisol den Körper in eine Situation versetzt, in der er alle Körperfunktionen für eine potenzielle Gefahr mobilisiert. Er versucht so gut wie möglich für die Situation gewappnet zu sein. Der Körper unterscheidet nämlich nicht zwischen Stress in Form von einem gefährlichen Angriff oder Druck in der Arbeit. Für ihn ist es dieselbe Hormonausschüttung, und darauf wird er reagieren und zwar unter anderem mit einem Ausbleiben des Eisprungs. Ohne Eisprung kein Progesteron, und somit hätten wir ein Hormonchaos vorprogrammiert. Eigentlich eine sehr logische und richtige Entscheidung des Körpers, denn unter dem Einfluss von Stress beziehungsweise Gefahrensituationen ist kein optimaler Zustand für eine potenzielle Schwangerschaft geboten.

Der Blutzuckerspiegel

Das Problem beginnt nun, wenn die Zellen die Glukose nicht direkt benötigen beziehungsweise schon zu viel vorhanden ist. Essen wir also Nahrungsmittel mit einem hohen Glukoseanteil, dann wird auch vermehrt Insulin produziert, um es in Energie umzuwandeln. Signalisieren nun aber die Zellen, dass sie bereits genug Glukose für die Energiebereitstellung haben, wird die überschüssige Glukose in die Leber transportiert und als Glykogen gespeichert. Der Körper verbrennt dann das Glykogen in der Leber als Brennstoff zwischen den Mahlzeiten, während des Schlafes oder während des Trainings.

Anders läuft dieser Prozess bei der Zufuhr von komplexen Kohlenhydraten ab. Bei ihnen steigt der Blutzuckerspiegel nicht so schnell an, und es wird nicht zu viel Glukose an die Zellen übertragen. Das bedeutet, der Körper ist nicht gezwungen, vermehrt Insulin auszuschütten. Der Unterschied zwischen einfachen und komplexen Kohlenhydraten besteht darin, dass die einfachen schneller zu Energie umgewandelt und verbraucht werden können als die komplexen. Diese benötigen deutlich mehr Zeit zur Umwandlung im Körper. Das bedeutet aber auch, dass wir durch die komplexen Kohlenhydrate einen weitaus selteneren Auf- und Abstieg des Blutzuckers haben. Beispiele für einfache Kohlenhydrate sind Zucker und Weißmehl. Zu den komplexen Kohlenhydraten zählen beispielsweise Vollkornprodukte, Hülsenfrüchte, Süßkartoffeln und besonders grünes Gemüse.

Woran erkennt man, dass man selbst unter starken Blutzuckerschwankungen leidet? Das merkt man daran, dass man kurz nach dem Mittagessen einfacher Kohlenhydraten, wie beispielweise einem Teller Weizennudeln, so energielos

ist, dass man am liebsten nur noch schlafen möchte. Das Einzigste, wonach der Körper neben Schlaf jetzt verlangt, ist Zucker, und das oftmals in Form von Schokolade, Gebäck oder anderen Süßigkeiten. Der Grund dafür ist, dass er schnell wieder Energie mobilisieren möchte. Daran merkt man deutlich, in was für einer Achterbahn sich der Körper befindet. Durch die Nahrung von einfachen Kohlenhydraten fällt man nach einem Blutzuckeranstieg wieder in ein Loch und verlangt erneut nach Kohlenhydraten – und so geht es immer weiter und weiter.

Wie stabilisiert man seinen Blutzuckerspiegel?

Die Zauberwörter für einen stabilen Blutzuckerspiegel sind Proteine, komplexe Kohlenhydrate, gesunde Fette und Ballaststoffe. Jede Mahlzeit sollte aus diesen Zauberwörtern bestehen. Auf den kommenden Seiten findest du eine Zusammenstellung einer optimalen Mahlzeit.

Weitere Tipps für einen stabilen Blutzuckerspiegel sind auch:

· Essen in einer ruhigen Umgebung
· Regelmäßige Mahlzeiten
· Pause zwischen den Mahlzeiten, etwa vier bis sechs Stunden

Die folgenden beiden Seiten beschreiben Lebensmittel, die den Blutzuckerspiegel schnell (Don'ts) und weniger schnell (Dos) ansteigen lassen.

Tierisches

Eier, Fisch (aus dem Meer), Hühnchen, Lamm, Rind, Ziege
(Freilandhaltung)

Fette

Avocadoöl, Butter, Ghee, Kokosöl, Olivenöl, Walnussöl

Gemüse

Blumenkohl, Brokkoli, grüne Bohnen, Grünkohl,
Karotten, Kohlrabi, Paprika, Pilze, Rote Bete, Rotkohl,
Seealgen, Süßkartoffeln, Weißkohl

Gewürze

Basilikum, Ingwer, Knoblauch, Oregano, Petersilie,
Rosmarin

Früchte

Açai-Beeren, Äpfel, Avocados, Granatäpfel, Gua-
ven, Kirschen, Limetten, Nektarien, Orangen, Papayas,
Pfirsiche, Pflaumen, Zitronen

Nüsse & Samen

Cashewnüsse, Chiasamen, Haselnüsse, Kürbiskerne,
Macadamianüsse, Mandeln, Nusscremes (ungesüßt),
Paranüsse, Pinienkerne, Sesam, Walnüsse

Getreide & Mehle

Amaranth, Buchweizen, Kokosmehl, Maismehl,
Mandelmehl, Quinoa, Reismehl

Hülsenfrüchte

Linsen, Erbsen, Kichererbsen, Tempeh

Getränke

Rotwein, Säfte (frisch gepresst), Smoothies, Tee, Wasser
(stilles)

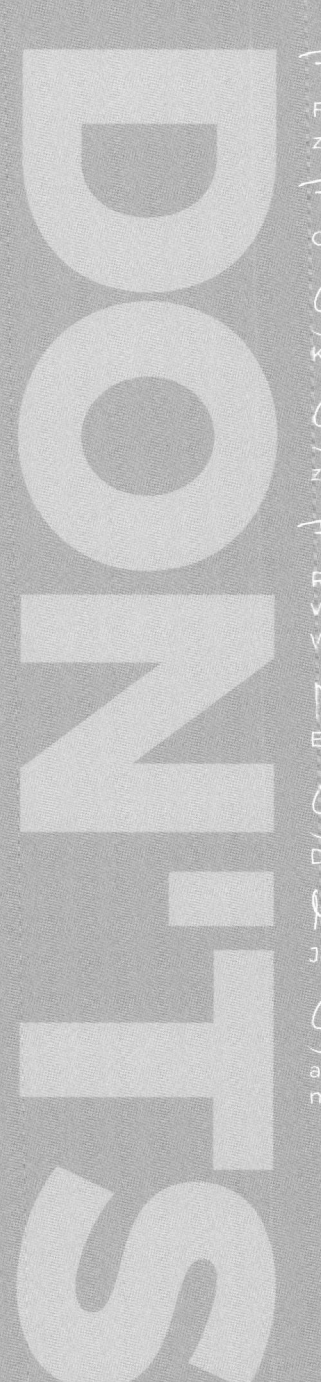

Fleisch & Fisch

Fisch aus Aquakultur, verarbeitetes Fleisch, z.B. Leberwurst

Fette

Carolaöl, Distelöl, Margarine

Gemüse

Konserviertes Gemüse, Dosengemüse

Gewürze

zu viel Salz, raffinierter Zucker

Früchte

Rosinen, getrocknete oder konservierte Früchte, Weintrauben, Bananen, Mangos, Lychees, Ananas, Wassermelone

Nüsse

Erdnüsse, Erdnussbutter

Getreide

Dinkel (Ausnahme: Urdinkel), Roggen, Weißmehl

Milchprodukte

Joghurt, Käse, Milch

Getränke

alkoholische Süßgetränke, Bier, Energydrinks, Fruchtsäfte mit Zuckerzusatz, Softdrinks

#HAUTKLAR

So könnte eine Mahlzeit aussehen

Die Vielfalt macht's. Deshalb ist es wichtig, dass wir eine gute Kombination aus allen Makronährstoffen auf unsere Teller packen. Dies ist nur ein Vorschlag für dich und kann dir dabei helfen, deine Gerichte besser zusammenzustellen.

2–3 Tassen gedünstetes Gemüse pro Mahlzeit

Brokkoli, Grünkohl, Weißkohl, Rotkohl, Blumenkohl, Kohlrabi, Rote Bete, Karotten, Seealgen, Paprika, Süßkartoffeln, Pilze, grüne Bohnen

20–30 g Proteine pro Mahlzeit

Eier, Hähnchen, Lamm, Rind, Sardinen, Reisprotein-Shakes, grüne Bohnen, Lachs, Linsen

50 g Kohlenhydrate pro Mahlzeit

Amaranth, brauner Reis, Quinoa, Hirse, Maismehl, Buchweizen, Haferflocken, Süßkartoffeln, Vollkornprodukte

0,5 EL Fett pro Mahlzeit

Butter, Olivenöl, Kokosöl, Nüsse, Samen, Avocado

Proteingehalt Beispiele pro 100 g	
Rind	26 g
Hähnchen, Lamm	20 g
Sardinen, Lachs	22 g
Grüne Bohnen	22 g
Eier (1 Ei)	13 g

Kohlenhydratgehalt Beispiele pro 100 g	
Buchweizen	70 g
Maismehl, Hirse	68 g
Vollkorn	41 g
Amaranth, Haferflocken	55 g
Quinoa	62 g
Brauner Reis, Süßkartoffeln	27 g

Diese Lebensmittel sollten gemieden werden:

Milchprodukte, Weißmehl, Zucker

So könnte deine Woche aussehen

Montag
Frühstück: Quinoa-Porridge mit Apfel und Zimt
Mittags: Linsen-Bowl mit Gemüse
Abends: Kakao-Maca-Smoothie

Dienstag
Frühstück: Green-Smoothie-Bowl
Mittags: Süßkartoffel-Curry
Abends: Hot-Kurkuma-Latte

Mittwoch
Frühstück: Schokoladiges Porridge
Mittags: Tomaten-Avocado-Bagel
Abends: Lachs mit Bohnen, Brokkoli und Rosenkohl

Donnerstag
Frühstück: Green-Smoothie-Bowl
Mittags: Gebratener Spinat mit Vegan Cheese
Abends: Knochenbrühe

Freitag
Frühstück: Schokoladiges Porridge
Mittags: Sprossensalat mit Sesamdressing
Abends: Knochenbrühe

Samstag
Frühstück: Rühreier mit Paprika und Spinat
Mittags: Rinderfilet mit Sauerkraut, Kartoffelpüree und Erbsen
Abends: Green-Detox-Juice

Sonntag
Frühstück: Buchweizen-Pancakes
Mittags: Lachs mit Bohnen, Brokkoli und Rosenkohl
Abends: Sprossensalat mit Sesamdressing

Hinweis: Die Rezepte und der Wochenplan dienen lediglich zur Inspiration und sollten bei Vorerkrankungen und medizinischen Diäten mit dem Hausarzt besprochen werden.

Proteine, Ballaststoffe und gesunde Fette: Wo stecken sie drin?

Proteine

- Bohnen (Kidneybohnen, Kichererbsen, weiße Bohnen)
- Eier (Bio)
- Hühnchen (Bio)
- Lachs aus Wildfang
- Nüsse und Samen (Walnüsse, Paranüsse, Mandeln, Kürbiskerne, Sesam, Sonnenblumenkerne)
- Rind, grasgefüttert
- Sardinen
- Wild

Kohlenhydrate/Ballaststoffe

- alle Gemüsesorten, besonders grünes Gemüse
- Amaranth
- Äpfel
- Beeren
- Birnen
- Buchweizen
- Chiasamen
- Hanfsamen
- Hirse
- Kochbananen
- Kürbis
- Leinsamen
- Limetten
- Melone
- Quinoa
- Reis, brauner
- Rote Bete
- Süßkartoffeln
- Zitronen

Fette

- Avocado
- Butter oder Ghee von grasgefütterten Tieren
- Kokosnussöl, Kokosnussbutter, Kokosnussmilch
- Lachs aus Wildfang
- Nüsse
- Olivenöl
- Samen
- Sardinen aus Wildfang

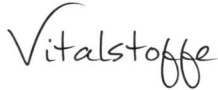

Vitalstoffe

Das höchste Gebot ist und bleibt die natürliche Nahrung. Frisches Gemüse, gute Fette und Proteine sollten ganz oben auf unserem Speiseplan stehen. Doch unser Körper braucht auch Vitamine, Mineralien und Spurenelemente (Mikronährstoffe), um gesund zu bleiben. Das Problem daran ist nur, dass unsere Lebensmittel diese Nährstoffe heutzutage nicht mehr in ausreichender Mengen beinhalten.

Die Böden sind ausgelaugt, und es werden zu viele chemische Mittel gespritzt. Hinzu kommt, dass wir zu viele verarbeitete Produkte essen. Das Fleisch und die Milch, die wir zu uns nehmen, stammen nicht mehr von grasenden Tieren, die ein gutes Leben in der Natur haben konnten. Sie bekommen ihre Nährstoffe nur noch künstlich zugefügt, und das Hauptnahrungsmittel der Tiere besteht aus Soja und Mais. Wie sollen wir daraus noch die notwendigen Vitalstoffe bekommen?

Wir leben in einer Gesellschaft voller Stress. Durch die verstärkte Stresseinwirkung auf den Körper verbrauchen unsere Zellen vermehrt Energie. Somit sind mehr Nährstoffe notwendig, um diese Energie zu erzeugen.

Wusstest du, dass die jahrelange Einnahme der Pille dem Körper eine Vielzahl an Vitalstoffen entzieht? Dies sind vor allen Dingen Nährstoffe wie: Vitamin C, D, E, B6, Folsäure, B12, Eisen, Magnesium, Zink, Mangan und Jod.

Eine Möglichkeit, bei Vitalstoffmangel seine Werte gezielt aufzufüllen, sind Nahrungsergänzungsmittel (NEMs). Das sind hoch dosierte Vitamine, Mineralien und Spurenelemente, die man in Pulver- oder Kapselform einnehmen kann. Stellt man sicher, dass diese NEMs aus natürlichen Quellen beziehungsweise aus biologischem Anbau kommen, stellen sie eine gute Ergänzung zu frischen Lebensmitteln dar. Die Qualität sollte dabei nicht außer Acht gelassen werden, sondern als wichtiges Kriterium dienen. So sollten NEMs aus natürlichen Quellen in getrockneter und gepresster Form bestehen.

Allerdings sollten NEMs nur in Absprache mit dem Hausarzt eingenommen werden, denn hier gibt es bezüglich der Dosierung Folgendes zu beachten: Manche NEMs scheidet der Körper einfach aus, wenn er zu viel davon hat, andere lagert er ein. Beispielsweise wird zu viel Vitamin C oder auch Magnesium einfach vom Körper wieder ausgeschieden. Wird hingegen zu viel Vitamin A oder auch Kalium im Körper gespeichert, kann das negative Auswirkungen haben.

Mein Tipp

• •

Wichtig ist, dass man nicht einfach losrennt und den nächsten Drogeriemarkt mit Nahrungsergänzungsmitteln plündert. Gehe lieber gezielt vor. Lasse beim Arzt ein Blutbild hinsichtlich deiner Vitamine und Mineralstoffe machen, und fülle deine Vitalstoffe in Absprache mit deinem Arzt gezielt auf. Ganz nach dem Motto: Messen – Auffüllen – Messen! So sparst du dir Geld und füllst deinen Körper nicht einfach mit Nährstoffen auf, von denen er eventuell schon genügend hat.

Vom Arzt solltest du dein Blut auf folgende Werte prüfen lassen: Vitamin A, Zink, HS-Omega-3-Index, Selen, Chrom, Vitamin D3, Vitamin C, Eisen, Magnesium, Kalzium und B-Vitamine.

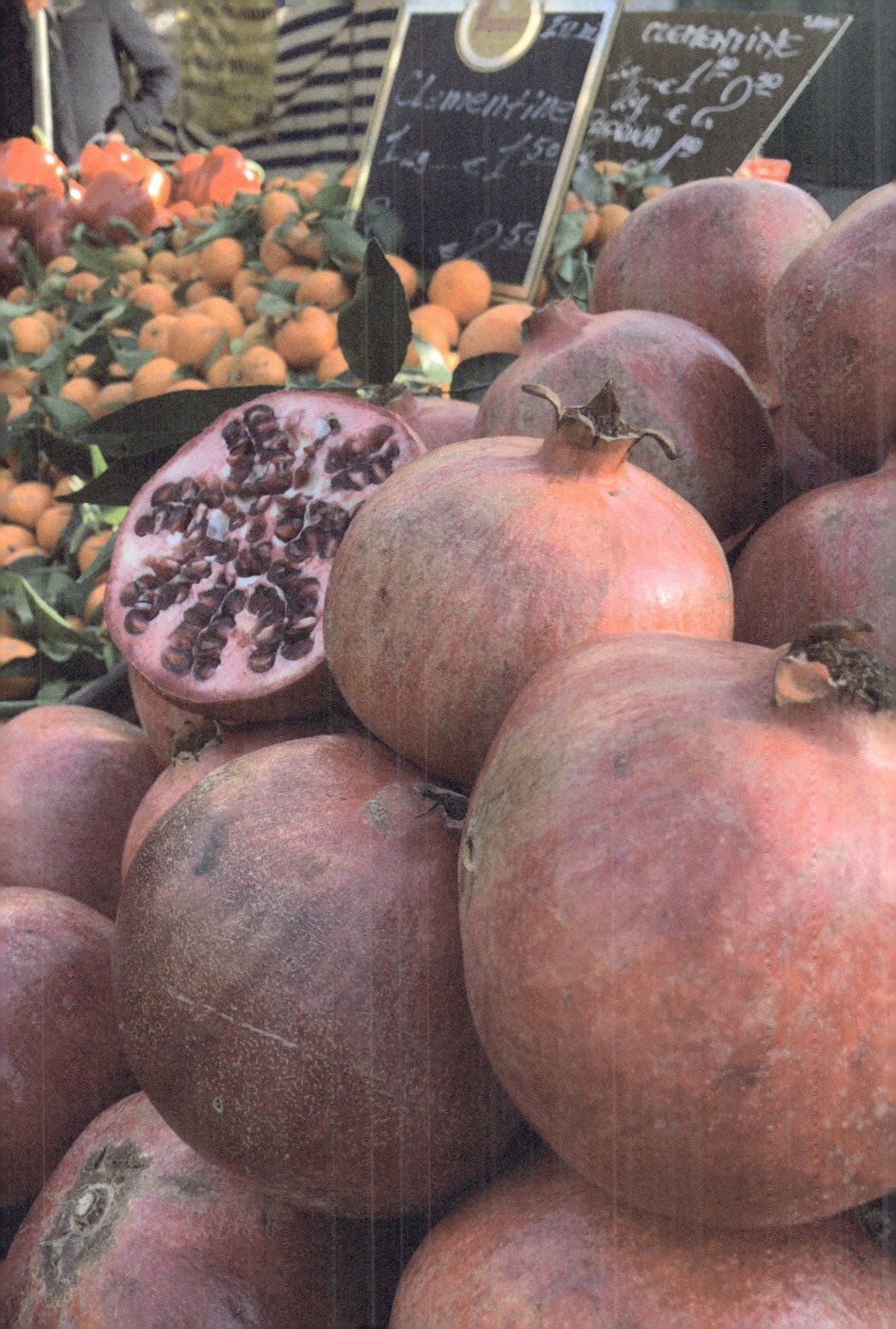

VITAMIN A

Pickel entstehen durch eine erhöhte Talgproduktion, die die Poren verstopft. Mit der richtigen Menge an Vitamin A kann man gegensteuern und die Produktion von Talg verringern. Allerdings kann Vitamin A hoch dosiert toxisch wirken. Deshalb sollte die Einnahme mit dem Hausarzt besprochen werden.

Vitamin A, auch Retinol genannt, ist nur in tierischen Lebensmitteln vorhanden. Es wird in der Leber gespeichert und kann nur mithilfe von Zink freigesetzt werden. Das bedeutet, Zink und Vitamin A dürfen keinen Mangel aufweisen, sonst können sie vom Körper nicht verwertet werden.

Ernährt man sich aber rein pflanzlich, kann zumindest die Vorstufe von Vitamin A, Betacarotin, eingenommen werden. Betacarotin zählt zur schwächeren Form des Vitamin A und wird nicht von der Leber gespeichert. Allerdings kann unser Darm diese Vorstufe in Retinol umwandeln, vorausgesetzt, wir haben einen funktionsfähigen und gesunden Darm.

Lebensmittel, die Retinol enthalten:
Lebertran, Leber, Butter

Lebensmittel, die Betacarotin enthalten:
Thunfisch, Karotten, Süßkartoffeln, Grünkohl, Spinat, Aprikosen

ZINK

Wie wir bereits erfahren haben, wird Testosteron über ein Enzym in Dihydrotestosteron (DHT) umgewandelt, was die Talgproduktion verstärkt und eine Ursache für Pickel sein kann. Zink kann das positiv beeinflussen, indem es das Enzym bremst. Dadurch wird weniger DHT gebildet und die Entstehung der Pickel

eingedämmt. Außerdem hat Zink eine entzündungshemmende Wirkung auf unsere Haut.

Lebensmittel, die Zink enthalten:
Leber, Austern, Linsen, gelbe Erbsen, weiße Bohnen, Haferflocken

OMEGA 3

Gute Fette sind sehr wichtig für die richtige Versorgung der Haut. Auch unser Immunsystem benötigt Omega-3-Fettsäuren, um Entzündungen, wie zum Beispiel eitrige Pickel, zu vermeiden.

Lebensmittel, die Omega 3 enthalten:
Lachs, Makrelen, Sardinen, Hering, Leinöl, Walnussöl, Walnüsse, Chiasamen, Hanfsamen

SELEN

Das Spurenelement Selen übernimmt zahlreiche Aufgaben im menschlichen Körper. Unter anderem ist es ungemein wichtig für gesunde Haare und Nägel, eine ausgeglichene Schilddrüsenfunktion, den Zellschutz und ein starkes Immunsystem. Die Dosierung von Selen sollte mit dem Hausarzt besprochen werden, denn zu viel kann im Körper toxisch wirken und Beschwerden wie Haarausfall, Verdauungsprobleme und Kopfschmerzen hervorrufen.

Lebensmittel, die Selen enthalten:
Hering, Thunfisch, Paranüsse, Sardinen, Sojabohnen, weiße Bohnen

CHROM

Chrom erhöht die Wirksamkeit von Insulin, und das benötigen wir, um den Zuckergehalt im Blut zu regulieren. Durch einen Anstieg von Blutzucker schüttet der Körper vermehrt Androgene wie Testosteron aus, was wiederum die Talgproduktion erhöht und somit Pickel begünstigt.

Lebensmittel, die Chrom beinhalten:
Bierhefe, Kakaopulver, Tomaten, Linsen, Paranüsse

Y-LINOLENSÄURE

Sie gehört zu den Omega-6-Fettsäuren. Die beste Quelle für y-Linolensäure ist das **Nachtkerzenöl**. Es gleicht das Ungleichgewicht in der natürlichen Hautfettschicht aus und sorgt damit für die Basis gesunder und glatter Haut.

CHLORELLA

Chlorella ist eine Süßwasser-Mikroalge und wird als das Bindemittel für Schwermetalle und Giftstoffe bezeichnet. Chlorella soll dazu beitragen, die Akkumulation von Toxinen wie Schwermetalle und Pestizide im Körper zu verhindern, indem es sich im Darm an sie bindet und dadurch eine Resorption nicht mehr möglich ist.

Es gibt keine Lebensmittel, die Chlorella beinhalten, außer die Alge selbst. **Chlorella** kann gemahlen als Pulver konsumiert werden. Erhältlich ist es in den meisten Reformhäusern.

Hinweis: Chlorella hat eine immunstimulierende Wirkung und sollte deswegen von Menschen mit Immunkrankheiten nicht eingenommen werden. Sie könnte das Immunsystem anregen und somit Krankheitssymptome verstärken.

Was isst du so?

Notiere dir, was du täglich zu dir nimmst. Isst du viele Snacks zwischendurch? Was isst du morgens, mittags, abends?
Gibt es etwas, auf das du immer totalen Heißhunger hast?
Gibt es schlechte Gewohnheiten in deiner Ernährung?

Die nächsten Schritte ...

Welche der schlechten Gewohnheiten könntest du ersetzen?
Mache dir eine Liste an Lebensmitteln, die du dir kaufen möchtest,
und notiere dir, wie du sie in deine Ernährung einbauen willst.
Worauf möchtest du eine Woche lang verzichten?

Die Natur ist die beste Apotheke.

– Sebastian Kneipp –

Entzündungen im Körper

In den meisten Fällen setzt man Entzündungen mit den typischen sichtbaren Merkmalen auf der Haut wie Rötung, Schwellung oder Eiterbildung in Verbindung. Doch gibt es auch Entzündungen innerhalb des Körpers, sie breiten sich unbemerkt aus und beeinträchtigen unsere Gesundheit. Der Fachbegriff dafür nennt sich »stille Inflammationen«.

Egal ob innere oder äußere Entzündungen, im Endeffekt reizen sie das Gewebe und schädigen die Zellen. Es gibt verschiedene Ursachen für Entzündungen im Körper, wie beispielsweise Prellungen, Zerrungen, Blutergüsse, physikalische Reize wie Hitze, Frost oder radioaktive Strahlung; Einwirkung durch Fremdkörper wie durch Holzsplitter oder auch durch Bakterien, Viren, Pilze oder Parasiten. Ein weiterer wichtiger Faktor bei der Entstehung von Entzündungen sind Allergene. Hierbei können Erreger wie Pollen, Tierhaare oder Nahrungsmittel der Auslöser sein.

Im Körper kann jedes Organ von Entzündungen betroffen sein und enorme Auswirkungen mit sich bringen. Deswegen ist es sehr wichtig den Grund der Entzündungen zu finden und dagegen anzugehen. Das Kapitel Skin Mapping (→ Seite 18 ff.) kann einen Hinweis darauf geben, welche Organe betroffen sein könnten.

Stille Inflammationen können verschiedene Krankheitsbilder entstehen lassen und müssen deswegen unbedingt aufgedeckt werden. Eine unreine Haut, immer wieder entzündete und eitrige Pickel sowie starke Verdauungsbeschwerden und ein ständig geschwächtes Immunsystem können Indikatoren für stille Inflammationen im Körper sein. Um Klarheit zu bekommen, kann ein Blutbild beim Arzt dabei helfen, die Entzündungswerte im Körper zu kontrollieren. Bei Entzündungen aufgrund von Allergien bieten Ärzte auch Hauttests an. Reagiert die Haut bei Verabreichung gewisser Lebensmittel mit Rötungen oder Juckreiz können Allergien besser eingegrenzt und definiert werden.

Die gängigsten Lebensmittelunverträglichkeiten kommen vor bei Milchprodukten, Nüssen, Sellerie oder Gluten. Oft klagen die Betroffenen nach dem Essen dieser Produkte über Magenbeschwerden, Blähungen, Völlegefühl oder Durchfall. Treten diese Beschwerden auf, sollte man unbedingt herausfinden, welches Lebensmittel genau die Symptome auslöst und darauf verzichten. Bei Allergien treten meist stärkere Beschwerden auf, wie Atemnot oder Schluckbeschwerden, und man sollte sich in diesen Fällen sofort in ärztliche Behandlung begeben.

Die Verbindung zwischen Entzündungen und unserer Haut laufen über den Darm. Essen wir nun ständig Lebensmittel, die wir nicht vertragen, wird unser Darm geschwächt, die Darmflora angreifbarer und die Darmschleimhaut eventuell sogar porös. Das Resultat daraus ist, dass wir anfälliger für freie Radikale sind und Nährstoffe über den Darm nicht mehr an andere Organe weitergegeben werden können. Funktioniert die Entgiftung im Darm nicht richtig, kann die Haut leidtragend sein, sie wird gegebenenfalls die Entgiftung übernehmen – und schon haben wir lästige Unreinheiten im Gesicht.

Ein weiterer wichtiger Punkt ist, dass ein geschwächter Darm weniger Nährstoffe verwerten und weitergeben kann. Wichtige Nährstoffe, von denen die Haut lebt, um straff, rein und rosig zu sein. Fehlen diese Nährstoffe, kann sie fad, entzündlich und angreifbarer für äußere Einflüsse werden. Doch können auch in unserer Haut Entzündungen auftreten, diese finden dann meist in den Talgdrüsen selbst statt. Die Drüse entzündet sich, schwillt an und erzeugt Eiter. Auch diese Entzündungen können wir mit einer antiinflammatorischen Ernährung, also einer Ernährung durch Lebensmittel, welche besonders gegen Entzündungen wirken, bekämpfen. Beginnen wir nun mit diesen wunderbaren Nahrungsmitteln:

Obst und Gemüse

Einen hohen Anteil an Antioxidantien findet sich in Obst und Gemüse wieder. Das Tolle an ihnen ist, dass sie gegen die schädliche Wirkung von freien Radikalen kämpfen. Essen wir also viele Antioxidantien über Obst und Gemüse, gelangen diese über das Blut in unser Hautgewebe und werden dort gespeichert. Besonders bei Entzündungen in den Talgdrüsen können die Antioxidantien gegen die freien Radikale wirken und so die Entzündung stoppen.

Fast jedes Obst und Gemüse weist eine Zusammensetzung aus Antioxidantien auf, doch gibt es auch welche mit einem besonders hohen Anteil an Antioxidantien: Zitrusfrüchte, Blaubeeren, Brombeeren, Granatäpfel, Kohl, Paprika, Brokkoli, Spinat, Tomaten, Grünkohl, Guave, Kiwi, Papaya, Erdbeeren, Zwiebeln, Weintrauben.

Ingwer und Kurkuma

Ingwer und Kurkuma werden besonders in der TCM als DIE entzündungshemmenden Mittel schlechthin angesehen. Dazu trägt vor allen Dingen der Wirkstoff Curcumin bei.

Knoblauch und Zwiebeln

Sie gehören zur Familie der Lauchgewächse. Ihre besondere Auszeichnung findet man in der gesundheitsfördernden Schwefel-Zusammensetzung.

Omega-3-Fettsäuren

Nun kommen wir zu einem besonders wichtigen Nährstoff: den Omega-3-Fettsäuren. Sie spielen eine maßgebliche Rolle in der Ernährung gegen entzündliche Krankheiten, besonders die Alpha-Linolensäure. Sie ist in der Lage, die ungesättigten Fettsäuren zu neutralisieren und damit den Auslöser für Entzündungen zu stoppen. Omega 6 und 3 gehören zu den essenziellen Nährstoffen, denn der Körper kann sie nicht selbst herstellen, und wir müssen sie über die Ernährung zuführen. Diese essenziellen Fettsäuren und insbesondere das Omega-6/3-Verhältnis spielen für unsere Gesundheit eine wichtige Rolle, da sie unter anderem stille Entzündungen im Körper regulieren. In der Realität essen wir zu viel Omega-6-Fettsäuren und haben dadurch keine Balance zwischen den beiden essenziellen Fettsäuren. Als gutes Gleichgewicht kann man hier ein Verhältnis von 3:1 zwischen Omega-6- und -3-Fettsäuren sehen. Laut Untersuchungen liegt die westliche Bevölkerung aktuell bei einem Verhältnis zwischen 15:1 bis 20:1.

Omega 6

Distelöl, Mayonnaise, Sojaöl, Margarine, Mohnsamen, Sonnenblumenkerne, Rindfleisch, Wurstprodukte

Omega 3

Lachs, Thunfisch, Sardinen, Makrelen, Walnüssen, Hanföl, Chiasamen, Leinsamen und Leinöl, Algen

Vermehrt zu empfehlen sind die Lebensmittel, die bei den Omega-3-Fettsäuren gelistet sind!

Let's clean your body!

Reinige deinen Körper!

Jedes Organ hat bestimmte Funktionen und ist wichtig für unseren Organismus. Doch in diesem Buch möchte ich speziell auf die vier Entgiftungsorgane eingehen: die Leber, die Nieren, der Darm und die Haut. Ja, die Haut ist ebenfalls ein Entgiftungsorgan.

Doch starten wir erst einmal mit den inneren Organen, ihren Funktionen und wie man sie durch eine Reinigung unterstützen kann. Wichtig ist zu wissen, dass diese Organe dafür zuständig sind, unseren Körper zu reinigen und von Schadstoffen zu befreien. Nach dem Absetzen der Pille sind unsere Entgiftungsorgane erst mal müde und erschöpft, sodass sie vielleicht nicht imstande sind, die restlichen Schadstoffe und synthetischen Hormone schnellstmöglich und mit aller Kraft auszuscheiden und zusätzlich noch ihren anderen Jobs nachzugehen. Diese Tatsache stellt uns vor mehr als nur ein Problem, denn leider wissen nur wenige Menschen, was die Leber, der Darm und die Nieren in unserem Körper alles leisten und wie viele Prozesse durch ihre »Schwächeanfälle« beeinträchtigt werden.

Was die inneren Entgiftungsorgane nicht abzubauen vermögen, erledigt die Haut. Und genau das kann ein Grund für unreine Stellen, entzündete Pickel oder auch Akne sein. Man muss wissen, dass die Haut an sich niemals die Ursache ist, sondern nur ein Bote, der uns sagen will: »Ich habe im Moment keine Zeit, mich um eine reine Haut zu kümmern, weil ich erst mal andere Feuer im Körper löschen muss.«

Um die Organe zu entlasten, gibt es viele verschiedene Möglichkeiten. Auf ein paar möchte ich in diesem Buch hinweisen. Welche zu dir passen, musst du aber selbst entscheiden. Solltest du dauerhaft Medikamente einnehmen, empfehle ich dir dringend, die von dir ausgewählte Reinigungsmethode mit deinem Arzt abzustimmen.

Die Auflistung der Anwendungsmöglichkeiten ist übrigens keine To-Do-Liste, die du nacheinander abarbeiten sollst. Such dir die Methode aus, die dir am meisten zusagt, und nutze sie in Absprache mit deinem Hausarzt für dich.

Die Leber

Die Leber hat Hunderte von Aufgaben. Neben der Bildung von Cholesterin und Eiweißen, dem Abbau von Östrogen und dem Transport von Hormonen, ist die Leber auch dafür zuständig, Nährstoffe im Körper an ihre Zielorte zu verteilen. Um einen reibungslosen Transport der Nährstoffe und Hormone sicherzustellen, muss die Leber frei von jeglichen Behinderungen sein.

Wie die meisten vielleicht wissen, ist die Leber das Reinigungsorgan Nummer eins. Sie neutralisiert Alkohol Medikamente und synthetische Hormone. Ihre Aufgabe ist es, diese aktiven Substanzen so zu verändern, dass sie ihre möglichen schädlichen Wirkungen im Körper verlieren. Schafft es die Leber zum Beispiel nicht, künstliche Hormone abzubauen, kann ein Ungleichgewicht entstehen. In diesem Fall wird dann eine zu hohe Konzentration von Aldosteron oder Östrogen im Blut gemessen.

Doch warum schafft die Leber ihre Abbau- beziehungsweise Entgiftungsarbeit manchmal nicht? Das kann passieren, wenn man ihr auf Dauer zu viel zumutet, wie man am Beispiel der Pille sehen kann. Die Leber erkennt die Antibabypille sofort als Medikament und somit als Giftstoff. Deshalb filtert sie 75 Prozent der enthaltenen Stoffe direkt heraus.

Durch die tägliche Einnahme der Pille stoßen wir also kontinuierlich den Entgiftungsprozess der Leber an. Und nimmt man die Pille jahrelang, kann man sich gut vorstellen, dass die Leber durch diese Dauerarbeit ermüdet und ihre Aufgaben nur noch langsam ausführen kann. Deshalb werden wir auf den nächsten Seiten einen besonderen Blick auf die Leber werfen. Ich erkläre euch, wie man sie auf schonende und natürliche Weise dabei unterstützen kann, ihre Funktionen wieder mit voller Kraft auszuführen.

Der Leberwickel

Wie bereits erwähnt, hat die Leber nicht nur eine, sondern sehr viele Funktionen, und ist somit für den gesamten Körper wichtig. Im Umkehrschluss bedeutet dies, dass man mit einem Leberwickel nicht nur positive Effekte auf die Haut erreicht, sondern auch auf die Durchblutung, die Schilddrüse, den Schlaf und die Verdauung.

Du benötigst:
1 Waschlappen
1 Wärmflasche
1 großes Handtuch

1

Bringe Wasser zum Kochen, und gib es in eine **Wärmflasche**. Das Wasser sollte richtig heiß sein.

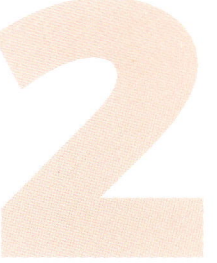

Befeuchte den **Waschlappen** mit heißem Wasser. Passe aber auf, dass du dich nicht verbrennst. Der Waschlappen sollte sehr warm und feucht sein, aber nicht tropfen.

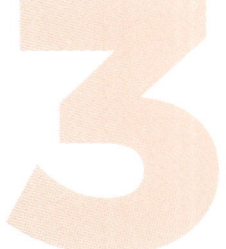

Such dir einen **bequemen Platz,** und lege dich auf den Rücken. Gib nun den warmen Waschlappen auf deinen rechten Oberbauch, also unterhalb des rechten Rippenbogens. Dort befindet sich die Leber.
Nimm nun die **Wärmflasche,** und lege sie direkt auf den feucht-warmen Waschlappen. Bleibe in der ruhigen Position liegen.

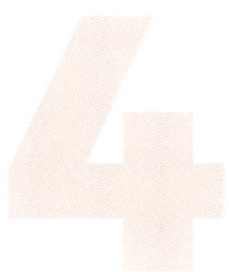

Das große **trockene Handtuch** wickelst du jetzt recht stramm um die Wärmeflasche und deinen Rücken herum. Es sollte so sitzen, dass du einen leichten Druck spürst, es dir aber nicht die Luft abschnürt.

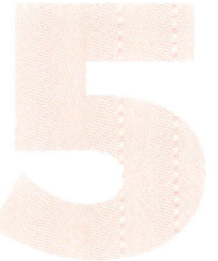

Nun kommen wir zur **Entspannung**. Versuche, in der Position etwa 20 Minuten zu entspannen und deine Gedanken an deine Leber zu richten. Den Leberwickel kann man zwei Wochen lang jeden Abend vor dem Zubettgehen wiederholen. Enjoy it!

Wer sollte den Leberwickel NICHT anwenden?

Während der Periode sollte man auf Leberwickel verzichten, da sie die Blutung verstärken können. Magen- und Darmgeschwüre sowie Entzündungen in dieser Region sind ein weiterer Grund, keine Wickel zu machen. Schwangere und Menschen mit einer erkrankten Leber sollten bitte dringend mit ihrem Arzt sprechen, bevor sie sich an einem Leberwickel versuchen, da auch hier die Anwendung eine negative Wirkung zeigen kann.

Bitterstoffe

Eine weitere Methode zur Reinigung der Leber besteht darin, sie mit Bitterstoffen zu unterstützen. Bitterstoffe haben eine umfassende Wirkung auf unseren gesamten Körper. So regen sie beispielsweise die Verdauung an, die Sekretion der Bauchspeicheldrüse und die Produktion des Gallensaftes.

Für unsere Leber haben Bitterstoffe ebenfalls eine tolle Wirkung, sie regen nämlich ihre Aktivität an. Die Folge ist eine entlastete und gleichzeitig aktivierte Leber, die ihre Aufgaben nun wieder besser bewältigen kann. Leider sind Bitterstoffe heutzutage weitestgehend aus unseren Nahrungsmitteln herausgezüchtet worden, obwohl wir sie eigentlich bräuchten. Aber es gibt trotzdem verschiedene Möglichkeiten, Bitterstoffe einzunehmen. So gibt es beispielsweise hochkonzentrierte Säfte, die Bitterstoffe enthalten, oder man nimmt sie über eine Teekur zu sich. Löwenzahn, Tausendgüldenkraut oder Mariendistel sind tolle Heilkräuter, die unsere Leber auf schonende Weise anregen und unterstützen.

Bitterstoffe werden meist 15 bis 30 Minuten vor den Mahlzeiten oder nach Empfehlung des Herstellers eingenommen.

Welche Nahrungsmittel beinhalten Bitterstoffe?

Artischocken, Chicoree, Endivien, Grapefruit, Löwenzahn, Mangold, Pfefferminze, Radicchio, Rosenkohl, Rucola

Wie baue ich mehr Bitterstoffe in meine tägliche Nahrung ein?

Bewusstes Essen ist wirklich sehr wichtig. Das gilt auch für die Bitterstoffe. So kann man beispielsweise einen Salat mit Löwenzahnblätter machen oder sie in einen Smoothie mit Früchten mixen. Mit Radicchio, Rucola, Chicoree oder Endiviensalat lassen sich leckere frische Kreationen zaubern. Einfach noch ein paar Nüsse und Karotten, Tomaten und Gurken dazu. Mangold und Rosenkohl kann man einfach andünsten, sodass die Nährstoffe nicht verloren gehen. Zusammen mit Linsen und Curry bekommt man ein leckeres und ausgewogenes Mittagessen. Pfefferminze, Tausendgüldenkraut oder Brennessel schmecken lecker in getrockneter Form als Tee.

Mein Tipp

Man bekommt getrocknete Löwenzahnblätter in der Apotheke, oder du sammelst sie in der freien Natur und lässt sie trocknen. Wenn du die Heilkräuter lieber selbst pflücken möchtest, empfehle ich dir, dies im Wald zu tun und nicht direkt am Straßenrand, sonst sind die Pflanzen eventuell mit Abgasen oder auch Hundeurin verschmutzt. Löwenzahn kann man gleich zweifach verwenden, einmal die Blätter und einmal die Wurzel. Einfach abwaschen, trocken tupfen und zu Hause ein paar Tage trocknen lassen. Dann eine Handvoll getrockneten Löwenzahn mit einem Liter heißem Wasser aufgießen und zehn Minuten ziehen lassen. Die Kur kannst du vier Wochen lang, mit einem Liter Tee täglich, durchführen.

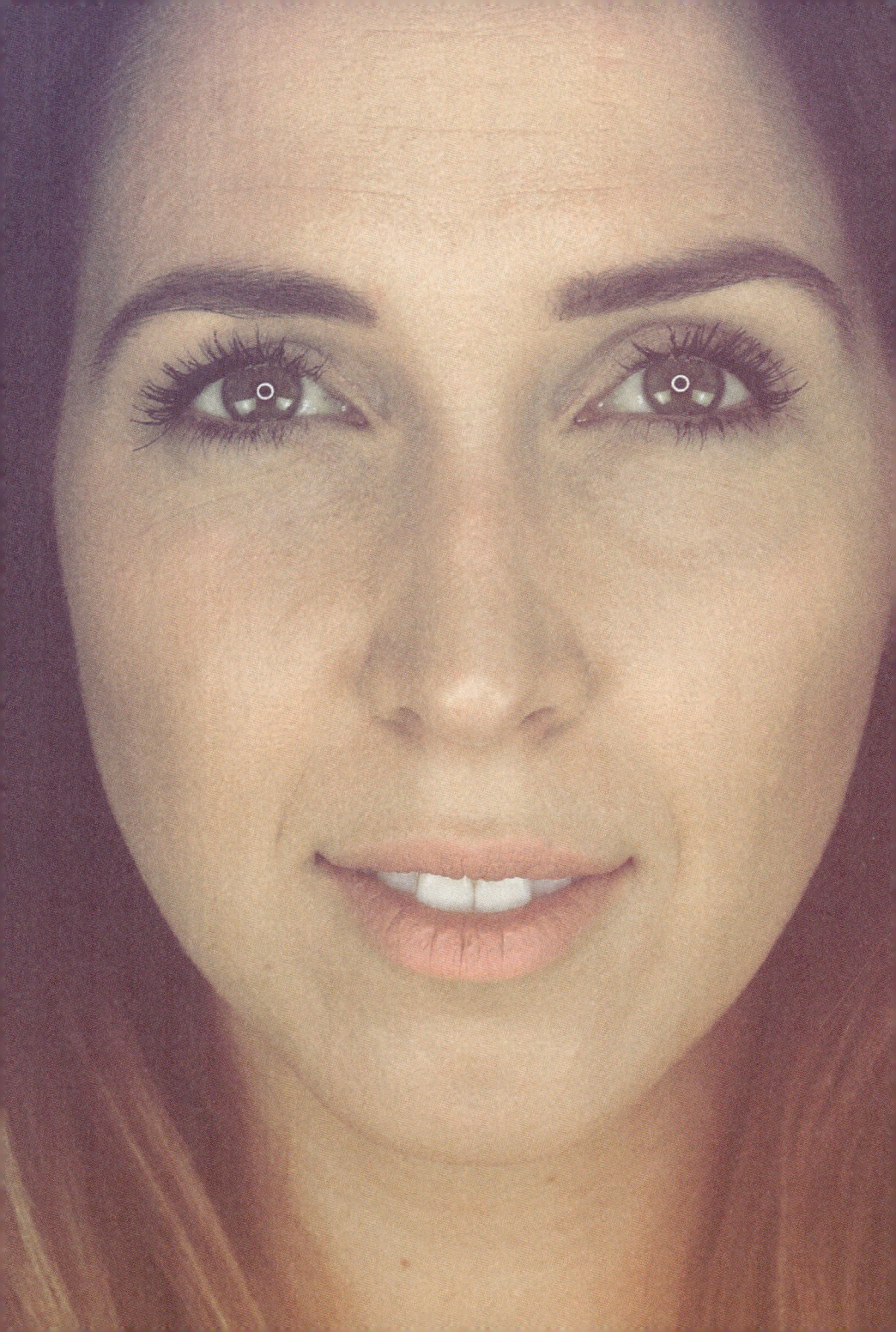

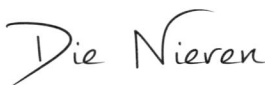

Die Nieren

Die Nieren sind ein paarig angelegtes Organ und liegen im oberen Bauchraum links und rechts neben der Wirbelsäule. Sie beschäftigen sich täglich mit sehr wichtigen Aufgaben:

· Ausscheiden von giftigen Substanzen
· Regulieren von Wasser- und Elektrolythaushalt und Erhalt des Säure-Basen-Gleichgewichts
· Produktion von Hormonen
· Regulieren des Blutdrucks
· Regulieren der Bildung von roten Blutkörperchen

Unsere Nieren erfüllen eine lebenswichtige Funktion: Sie entgiften unseren Körper. Millionen kleine Filter, die Nierenkörperchen, filtern Abfallstoffe aus unserem Blut und leiten sie über den Urin nach draußen.

Nicht zu verwechseln mit den Nieren sind die Nebennieren, ein weiteres paarig angelegtes Organ in unserem Körper. Sie haben ganz andere Aufgaben als die Nieren und ihren Namen auch nur daher, weil sie direkt neben beziehungsweise auf den Nieren sitzen. Da die Neben-

nieren in Bezug auf Stress und auch auf die Haut eine große Rolle spielen, finden sie hier ebenfalls Erwähnung. Im Nebennierenmark werden die Hormone Adrenalin, Noradrenalin und Dopamin gebildet, die Nebennierenrinde ist zuständig für die Bildung von Aldosteron, Cortisol (Stresshormon) und Androgenen.

Ein Androgenüberschuss zeigt sich bei Frauen zum Beispiel häufig durch ein Ausbleiben der Periode oder durch lästige Pickel. Diese Überproduktion von männlichen Sexualhormonen kommt nach dem Absetzen der Pille sehr häufig vor. Das liegt daran, dass der Hormonhaushalt nach dem Absetzen der Pille in einem vorübergehenden Ungleichgewicht ist.

Doch zurück zu den Nieren. Besonders schädlich für unsere Nieren ist neben schlechter Ernährung eine zu geringe Wasserzufuhr. Das bedeutet: **Trinken, trinken, trinken!** Denn unser Körper benötigt Flüssigkeit, und zwar klares stilles Wasser, um Schadstoffe zu filtern und mit dem Urin aus unserem Körper zu schwemmen.

Trinken, trinken, trinken!

Das Trinken wird leider viel zu sehr unterschätzt. Doch wie sollen all die Giftstoffe aus dem Körper transportiert werden, wenn die Nieren nicht genügend Flüssigkeit bekommen?

Beim Trinken kommt es vor allen Dingen auf die Quantität und die Qualität des Wassers an. Drei Liter Cola am Tag werden leider nicht den gewünschten Erfolg bringen, weil man mit dieser Menge Cola dem Körper zu viel Zucker zuführt

und der Blutzuckerspiegel in die Höhe schießt. Das Ausweichen auf Getränke mit Süßstoffen ist meiner Meinung nach auch keine Alternative, denn sie beinhalten chemische Stoffe.

Gibt es Menschen, die mit der Wassermenge aufpassen müssen?
Wenn die Nierenfunktion eingeschränkt ist, muss die Trinkmenge unbedingt mit dem behandelnden Arzt abgestimmt werden.

Quantität

Die Faustregel besagt, dass man je nach Körpergewicht zwischen zwei und vier Litern Wasser am Tag trinken soll:

· Bei einem Körpergewicht von 50 Kilogramm sind es zwei Liter Wasser am Tag.

· Bei einem Körpergewicht von 75 Kilogramm sind es zweieinhalb bis drei Liter Wasser am Tag.

· Bei einem Körpergewicht von 100 Kilogramm sind es dreieinhalb bis vier Liter Wasser am Tag.

Qualität

Die Qualität des Wassers spielt eine wichtige Rolle. Kohlensäurehaltiges Wasser ist beispielsweise sehr stark kohlendioxidhaltig und somit kaum verwertbar für den menschlichen Körper. Achte also darauf, dass du stilles Wasser trinkst. Leider sind Tees auch kein Ersatz für das stille Wasser, denn es gibt Teesorten, die dem Körper sogar Wasser entziehen können oder harntreibend wirken.

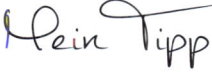

Versüße dir dein Wasser
mit ein paar frischen Obstscheiben oder Beeren.

Finde zuerst die für dich richtige Trinkmenge heraus. Versuche dann, pro Tag mindestens diese Menge an stillem Wasser zu trinken. Ich nehme immer einen Liter Wasser mit auf die Arbeit und stelle ihn direkt neben mich. So denke ich immer dran, die Flasche tagsüber auch leer zu trinken. Am besten ist es, wenn du morgens nach dem Aufstehen schon 500 Milliliter Wasser trinkst, eventuell auch mit einer frisch gepressten Zitrone für den Geschmack. Direkt am Morgen ist die Zitrone übrigens auch super für deine Verdauung.

Trinke die Menge dann über den Tag verteilt. Aber bitte gegen Abend weniger trinken, sonst musst du nachts auf die Toilette und unterbrichst damit deinen wertvollen Schlaf.

Durch das klare Wasser gibst du deinem Körper und besonders deinen Nieren die Möglichkeit, Giftstoffe auszuschwemmen. Ohne eine genügende Wasserzufuhr fällt ihnen das nämlich nicht leicht.

Noch einen kleinen, aber wichtigen Tipp: Wenn du die Möglichkeit hast, kaufe Wasser in Glasflaschen oder besorge dir einen Wasserfilter, und fülle dein Wasser dann in eine Glasflasche ab. Plastik besitzt viele schädliche Chemikalien. Damit führst du dir nur noch mehr Giftstoffe zu, die du ja eigentlich aus dem Körper herausbekommen möchtest.

Warum ist Plastik so schädlich?
Den PET-Flaschen sind chemische Substanzen (Xenoöstrogene) beigesetzt. Sie dienen dazu, das Plastik weich zu halten. Das Problem daran ist, dass sie im Kunststoff nicht fest gebunden sind und somit im Wasser freigesetzt werden. Trinken wir nun also ständig aus Plastikflaschen, dann können die Xenoöstrogene in unseren Körper gelangen und dort wirken. Im schlimmsten Fall führt dies zu einer Östrogendominanz (Ungleichgewicht zwischen Östrogen und Progesteron). Um dies zu vermeiden, sollte man seine Getränke besser aus Glasflaschen trinken.

79

Himalaja-Salz-Kur

Für dieses Wundermittel musste ich weit reisen, nämlich bis nach Südafrika. Dort hat mir eine Frau den wertvollen Tipp gegeben: Himalaja-Salz. Die Variante scheint so simpel und preiswert, dass ich es kaum glauben konnte. Doch schon nach zwei Wochen habe ich so eine positive Wirkung auf meine Haut gespürt, dass ich diesen Tipp unbedingt mit in dieses Buch aufnehmen musste!

Himalaja-Salz ist ein Steinsalz und stammt ursprünglich aus dem Norden von Pakistan. Entstanden ist das gesunde Salz aus einer Verdunstung der Ozeane, die vor Millionen von Jahren im pakistanischen Himalaja-Gebirge stattgefunden hat. Damals gab es noch keine Probleme mit der Umweltbelastung, deshalb ist das Himalaja-Salz frei von Giftstoffen.

Interessant ist auch, dass dieses Salz eine Menge an natürlichen Bestandteilen hat, die identisch mit den Elementen des menschlichen Körpers sind. Unter dem Elektronenmikroskop kann man erkennen, dass Himalaja-Salz von einer perfekt zusammengesetzten Kristallstruktur geprägt ist. Es wird von Hand abgebaut, gewaschen und besitzt eine unbegrenzte Haltbarkeit.

Das Wunderbare ist, dass in diesem Salz genau die Mineralien und Spurenelemente vorhanden sind, die der menschliche Körper benötigt. Sie sind in kolloidaler Form gegeben, also so klein, dass sie von den Zellen leicht absorbiert werden können.

Himalaja-Salz ist in vielen Reformhäusern oder Bioläden erhältlich. Achte beim Kauf auf Bioqualität!

Und so geht's ...

Nimm einen 250-Milliliter-Glasbehälter mit Schraubverschluss, und gib bis zur Hälfte das Himalaja-Salz hinein. Nun füllst du das Glas mit stillem Wasser auf, schließt den Deckel, schüttelst es gut durch und stellst es in den Kühlschrank.

Nimm nun jeden Morgen ein Glas stilles Wasser, und gib drei Teelöffel von der Himalaja-Salzmischung dazu. Mein Rat: Führe diese Anwendung für ungefähr drei Monate durch. Das Himalaja-Salz bindet Giftstoffe im Körper und schwemmt sie nach draußen. Dadurch können die Nieren und ihr Entgiftungsprozess unterstützt werden.

Solltest du starke Veränderungen an deinem Stuhlgang feststellen (wie zum Beispiel Durchfall), reduziere die Dosis auf einen Teelöffel pro Tag.

Be Water

my

friend.

– Bruce Lee –

Die Teekur

Reines Wasser ist zwar sehr hilfreich für die Nieren, aber manchmal brauchen die Nieren mehr als nur Wasser, und zwar Tee. Ein guter Nierentee aus den richtigen Heilpflanzen kann deine Nieren beim Entgiften unterstützen.

Doch warum ist es so wichtig, dass die Nieren entlastet werden, und wie hängt dies mit deiner Haut zusammen? Das ist eigentlich ganz einfach. Die Nieren sind dazu da, deinen Körper zu reinigen. Ihre tägliche Aufgabe ist es, Schadstoffe, die wir uns durch Nahrung oder Umwelteinflüsse zufügen, wieder aus dem Körper zu transportieren. Doch wenn es den Nieren schwerfällt, die Giftstoffe abzubauen, weil man beispielsweise zu wenig trinkt, werden sie versuchen, diese auf einem anderen Weg aus dem Körper zu bekommen.

Nach der Traditionellen Chinesischen Medizin nutzt sie dazu genau zwei Kanäle: die Lunge und die Haut. Genau hier fängt das Problem an. Die Haut versucht dann, die Schadstoffe nach draußen zu transportieren und kurbelt hierfür ihre Talgproduktion an.

Die Heilkraft von Brennnesseln kann deine Nieren beim Entwässern unterstützen. Brennnesseln sind reich an pflanzlichen Sterinen, Lignanen und antioxidativ wirkenden Flavonoiden, die die Blasen- und Nierenzellwände stärken. Das Beste daran ist, dass das Harnvolumen durch die Brennnessel erhöht wird, um Bakterien und Gifte aus dem Harntrakt zu spülen sowie Nierensteinen vorzubeugen.

Mein Tipp

· ·

Getrocknete Brennnesselblätter bekommt man in der Apotheke oder in der freien Natur. Wenn du die Heilkräuter lieber selbst pflücken möchtest, empfehle ich dir, dies im Wald zu tun und nicht direkt am Straßenrand, sonst sind die Pflanzen eventuell mit Abgasen oder Hundeurin bedeckt. Bei der Brennnessel nimmst du am besten die jungen, kleinen Blätter von oben. Einfach zu Hause ein paar Tage trocknen lassen. Dann eine Handvoll getrocknete Brennnesselblätter mit einem Liter heißem Wasser aufgießen und zehn Minuten ziehen lassen. Die Kur kannst du vier Wochen lang, mit einem Liter Tee täglich, durchführen.

Säfte und Smoothie

Die Zutaten aus frisch gepressten Säften oder gemixten Smoothies können dem Körper dabei helfen, sich zu entlasten und schädliche Bestandteile herauszuschwemmen. Durch die mögliche Vielfalt an Nahrungsmitteln, kann man mit Smoothies und Säften die Vitamine einfacher aufnehmen, als wenn man sie alle einzeln essen würde. Oftmals schaffen wir es nicht, über den Tag verteilt viel Obst und Gemüse aufzunehmen. Dafür sind Säfte und Smoothies bestens geeignet.

Säfte liefern lebendige Vitalstoffe, Enzyme und Antioxidantien und versorgen mit wertvollem Wasser, sekundären Pflanzenstoffen, organischen Mineralstoffen und biologisch verfügbaren Spurenelementen. Säfte können den Stoffwechsel ankurbeln und leiten effektive Entgiftungsprozesse ein. Die Nähr- und Vitalstoffe aus frisch gepressten Säften und Smoothies können in wenigen Minuten in die Zellen gelangen.

Wer sollte keine Saftkur machen?
Aufgrund der hohen Konzentration der Ballaststoffe in den Säften, kann dies sehr abführend auf den Darm wirken. Hat man Probleme mit der Verdauung, würde ich empfehlen, zuerst die Darmflora zu stärken.

Auf den folgenden Seiten findest du vier Saft- und Smoothierezepte, die du in deinen Alltag einbauen kannst. Wichtig ist hier, auf die Qualität der Lebensmittel zu achten. Je frischer, desto besser! Ich persönlich bin kein großer Fan von Saftkuren, die man über mehrere Tage macht. Dem Körper fehlen hier einfach die notwendigen Makronährstoffe. Aber beispielsweise das Frühstück und den Snack zwischendurch oder das Abendessen mit einem Saft oder Smoothie zu ergänzen, kann sehr hilfreich sein.

Hinweis: Für die Rezepte benötigst du einen Mixer und einen Entsafter!

Morgens: Powerbomb
Mittags: Cleaner
Abends: Good Sleep
Zwischendurch: Antioxidant

Morgens

Powerbomb

1 Dattel
400 ml Mandelmilch
2 TL Chiasamen
2 TL Hanfsamen
2 Eiswürfel
1 TL Zimt

· · · · · · · · · · · · · · · · · · ·

Die Dattel entkernen, klein schneiden und mit den anderen Zutaten in einen Mixer geben. Je nach Leistungsstärke des Mixers die Zutaten zwei bis drei Minuten auf höchster Stufe pürieren.

Dies ist eher ein Smoothie als ein Saft und soll der Sättigung dienen. Der Smoothie Powerbomb bringt durch seinen hohen Anteil an gesunden Proteinen (durch die Hanfsamen und die Mandelmilch) die richtige Sättigung und Energie für den Tag.

Mittags

Cleaner

1 grüner Apfel
1 Handvoll Grünkohlblätter
½ Salatgurke (ungeschält)
2 Hände voll Blattspinat
400 ml Wasser
1 TL Chlorella

· · · · · · · · · · · · · · · · · · · ·

Den Apfel vierteln und die Grünkohlblätter vom Stängeln entfernen. Für den Smoothie verwenden wir nur die Grünkohlblätter. Alle Zutaten in den Mixer geben und je nach Leistungsstärke des Mixers die Zutaten zwei bis drei Minuten auf höchster Stufe pürieren.

Dieser Saft stärkt dich und besonders dein Immunsystem durch das darin enthaltene Chlorophyll. Grünes Gemüse hilft deinem Körper super beim Entgiften und bringt alle wichtigen Vitamine, wie beispielsweise Vitamin C, mit.

Abends

Good Sleep

1 Orange
4 Karotten
½ TL Kurkuma
1 TL Cayennepfeffer

· ·

Für den Smoothie Good Sleep benötigst du einen
Entsafter. Die Orange und die Karotten schälen und
in den Entsafter geben. Anschließend die Gewürze
einrühren und frisch genießen.

Oranges Gemüse und orange Obstsorten haben
eine stimulierende Wirkung auf dein Wohlbefinden. Der
Cayennepfeffer wirkt wärmend auf deinen Körper und
unterstützt einen ruhigen und tiefen Schlaf.

Zwischendurch

Antioxidant

2 EL Granatapfelkerne
1 gekochte Rote Bete
2 EL Himbeeren
2 EL Heidelbeeren
1 TL Goji-Beeren
400 ml Wasser

· ·

Den Granatapfel halbieren, und die Kerne in einem kalten Wasserbad herauslösen. Nun alle anderen Zutaten zusammen mit den Granatapfelkernen in den Mixer geben und je nach Leistungsstärke etwa zwei bis drei Minuten auf höchster Stufe zu einem cremigen Smoothie mixen.

Falls es mal eng wird und du das Gefühl hast, du bist noch nicht gesättigt genug, ist dieser rote Smoothie eine gute Alternative für zwischendurch. Rotes Obst und Gemüse ist voller Antioxidantien und hilft deinem Körper und besonders deiner Haut, sich gegen freie Radikale zu schützen.

Der Darm

Unser Darm ist besonders wichtig für unsere ganzheitliche Gesundheit, denn der Darm stellt neben seiner Aufgabe als Verdauungsorgan auch noch 80 Prozent unseres Immunsystems dar. Mit über 100 Billionen kleinen Mikroorganismen ist er ebenfalls dafür zuständig, Nahrung in ihre biologisch wichtigen Bestandteile zu zersetzen. Er zerkleinert und spaltet unsere Nahrung auf und leitet Nährstoffe wie Mineralien, Vitamine und Spurenelemente in großen Mengen ins Blut.

So wie bei allen Organen bildet der Darm nur einen Teil des Ganzen und kann auch nur funktionieren, wenn er richtig versorgt wird. Arbeitet der Darm nicht mehr richtig, so wirkt sich das auf die Leber aus, die dann die Entgiftung beispielsweise auf die Haut verlagert. Die Stoffe, die dann über unsere Haut ausgeschieden werden, können Hautkrankheiten wie Akne, Pickel oder Unreinheiten auslösen.

Bekannte Dermatologen wie John H. Stokes und Donald M. Pillsbury waren schon vor vielen Jahren überzeugt davon, dass das Verdauungssystem einen Einfluss auf andere Bereiche des Körpers hat. Sie haben Folgendes herausgefunden: Emotionaler Stress und eine nicht nahrhafte Ernährung verändern die Darmflora, was zu einer Überhandnahme von Giftstoffen im Darm führen kann. Dies wiederum führt zu chronischen Entzündungen und einer erhöhten Insulinresistenz. Diese beiden Indikatoren haben eine Auswirkung auf die Haut und können Akne herbeiführen.

Sie empfahlen schon vor rund 70 Jahren die zusätzliche Einnahme von Darmbakterien, damit die guten Bakterien im Darm die schlechten überwiegen. Im Jahr 2011 wurde die These der beiden Dermatologen bestätigt.

Schlechte Bakterien entstehen meistens durch Gärungsprozesse. Dadurch fühlen sich die guten Bakterien (Laktobakterien und Bifidobakterien) nicht mehr wohl und ziehen sich zurück. Unser Körper und besonders der Darm benötigen jedoch diese guten Bakterien. Und sobald sie sich zurückziehen, merken wir das deutlich, zum Beispiel durch Verdauungsprobleme, Blähungen usw. Man kann es auch als Vorstufe für daraus entstehende Krankheiten sehen, denn der Darm kann ohne die richtige Bakterienzusammensetzung die Nahrungsbestandteile nicht mehr richtig aufspalten und so auch weniger Nährstoffe ins Blut weiterleiten. Deshalb ist es besonders wichtig, den Darm dabei zu unterstützen, die schlechten Bakterien auszuscheiden und die guten zu stärken. Dadurch kann der Darm besser arbeiten, das Immunsystem gesund halten und die Darmschleimhaut schützen.

Auch auf die Haut kann das positive Auswirkungen haben, da sie von den Nährstoffen, die der Darm in die Blutbahn bringt, profitiert und der Körper keinen Grund mehr hat, die Haut als alternatives Entgiftungsorgan zu nutzen.

Wer sollte mit einer Ernährungsumstellung aufpassen?

Bei denjenigen, die dauerhaft Medikamente einnehmen müssen, Allergien oder chronische Darm- oder Autoimmunerkrankungen haben oder unter einem Leaky-Gut-Syndrom (durchlässige Darmschleimhaut) leiden, ist eine Umstellung in der Ernährung vielleicht oftmals sinnvoll, sollte aber unbedingt in Rücksprache mit einem Hausarzt stattfinden.

Wollen wir also eine schöne und reine Haut haben, müssen wir unseren Darm gut behandeln.

Was der Darm gar nicht mag ...

Es gibt ein paar Dinge, mit denen man den Darm richtig ärgern und ihn im schlimmsten Fall so weit bringen kann, dass er seine Aufgaben nur noch eingeschränkt ausführt. Verständlich, denn was der Darm als Verdauungsorgan so täglich vor die Nase gesetzt bekommt, ist schon bedenklich.

Beginnen wir mit den Medikamenten, genau genommen mit **Antibiotika**. Die meisten von uns haben sie in ihrem Leben schon mindestens einmal zu sich genommen, zum Beispiel wegen einer Blasenentzündung, einer Magen-Darm-Grippe und, und, und – die Liste der Erkrankungen ist lang. Es scheint fast so, als würden Ärzte Antibiotika gern als Wunderheilmittel gegen alles verschreiben. Das Prinzip von Antibiotika ist nämlich ziemlich einfach: Ein Antibiotikum tötet alle Bakterien, die ihm nur so entgegenkommen, also schlechte, aber leider auch gute Bakterien. Und genau da liegt auch das Problem. Wir benötigen gute Bakterien für eine gesunde Darmflora, denn sie sind maßgeblich daran beteiligt, die Nahrung zu verdauen und die Ballaststoffe aus dem Essen aufzuspalten.

Wenn wir schon bei der Nahrung sind, kommen wir gleich zum nächsten Punkt auf der Liste der Feinde des Darms: die **falsche Ernährung**. Ein Mensch isst ungefähr 670 Kilogramm im Jahr, davon sind 50 Kilogramm Zucker, 90 Kilogramm Getreide und 134 Kilogramm Milchprodukte. Diese Mengen kommen über unseren Mund in den Magen und landen direkt im Darm. Dass hier täglich viel zu leisten ist, ist klar. Kein Wunder also, wenn der Darm bei der Qualität der Nahrung wählerisch ist. Wenn es schnell gehen muss, greifen wir auch gern mal zu Fertigprodukten mit Konservierungsstoffen oder süßen Getränken mit raffiniertem Zucker. Das alles kann unseren Darm stark belasten, die guten Bakterien abtöten und die Darmschleimhaut angreifen. Die Traditionelle Chinesische Medizin sieht die Ursache von Krankheiten meist in der Nahrung und in Erkrankungen im Darm, die mit einer Umstellung der Ernährung behandelt werden können.

Neben Antibiotika gehört die **Pille** ebenfalls zur Kategorie der Medikamente. Die Antibabypille führt dem Darm indirekt Schaden zu, und zwar durch ihren Angriff auf die Leber und das Hormonsystem. Durch diese dauerhafte Belastung der Leber wird weniger Gallenflüssigkeit produziert. Diese ist aber ein wichtiges Hilfsmittel für den Darm, das er zur Verdauung benötigt. Außerdem können durch die in der Pille enthaltenen synthetischen Hormone Pilze im Körper entstehen, die ebenfalls die Darmflora angreifen. Der Darm wird dadurch stark belastet und kann seiner Aufgabe als Verdauungsorgan nur noch eingeschränkt nachgehen.

Alle Krankheiten

beginnen

im Darm.

– Hippokrates –

Was der Darm besonders liebt ...

Der Darm: Er verdaut, verarbeitet und macht auch noch einen Großteil unseres Immunsystems aus. Fühlen wir uns krank und schwach, stimmt häufig in unserem Darm etwas nicht. So betrifft es auch die Haut. Kann der Darm die Nährstoffe aus der Nahrung nicht richtig verwerten oder treiben sich zu viele schlechte Bakterien, Pilze oder Viren im Darm herum, kann sich das bei manchen Leuten auch über die Haut bemerkbar machen. Laut der Traditionellen Chinesischen Medizin bedeuten Unreinheiten im Bereich der Mundwinkel, dass der Darm Unterstützung benötigt. Doch wie können wir ihm dabei helfen?

Vier Dinge, die der Darm besonders gern hat ...

Für den Darm gibt es verschiedene Unterstützungsmöglichkeiten. Oftmals redet man von verschiedenen Arten der Darmreinigung, doch was steckt dahinter? Ist es wirklich notwendig, den Darm zu reinigen? Oder kann er das auf seine ganz eigene Art, ohne weitere Hilfe? Pauschal gesagt: Ja, der Darm ist ein Reinigungsorgan und kann sich selbst reinigen. Was man dabei aber beachten muss, ist, dass er seine Reinigung nur in voller Funktion ausführen kann, wenn die Gegebenheiten stimmen. Dazu benötigt er in erster Linie eine gesunde Darmflora, bestehend aus guten und schlechten Bakterien – auf das Verhält-

nis kommt es an! Die folgenden vier Dinge sind besonders unterstützend für die Darmgesundheit und somit auch essenziell für eine reine Haut.

1. Ballaststoffe

Ballaststoffe findet man vorwiegend in pflanzlichen Lebensmitteln. Der Darm liebt sie ganz besonders, weil sie zum einen positiv auf die Darmflora wirken und zum anderen das Stuhlvolumen vergrößern und dadurch die Darmmuskulatur angeregt wird. Ballaststoffe binden im Darm Wasser an sich und können sich um ein Vielfaches vergrößern. Der Stuhlgang kann dadurch aufgelockert und leichter ausgeschieden werden. Neben der positiven Wirkung auf den Stuhlgang sind Ballaststoffe auch Nahrungsmittel für die guten Darmmikroben (Darmbakterien). Dadurch können sie sich ausreichend vermehren und eine gesunde Darmflora sicherstellen.

Manche Menschen reagieren mit Blähungen oder einem aufgeblähten Bauch auf gewisse Ballaststoffe. Erfahrungsgemäß betrifft das Hülsenfrüchte aller Art. Man sollte sich also langsam herantasten und ausprobieren, welche Ballaststoffe einem guttun und welche nicht. Ballaststoffe sind wichtig, aber auch nur, wenn man nicht zu viele davon isst, denn sie können neben Wasser auch noch Mineralien und Spurenelemente binden und dadurch Mangelerscheinungen hervorrufen.

Ballaststoffreiche Lebensmittel

Obst: Äpfel, Aprikosen (getrocknet), Beeren, Birnen, Kiwis, Zitrusfrüchte

Gemüse: Brokkoli, Erbsen, Karotten, Kartoffeln, Pastinaken, Rosenkohl, Weißkohl

Getreide und Mehle: Vollkornprodukte, Kokosmehl

Nüsse und Samen: Chiasamen, Erdmandeln, Flohsamenschalen,
Gerstengraspulver, Leinsamen

Hülsenfrüchte: Bohnen, Erbsen, Linsen

Allgemein werden 30 Gramm Ballaststoffe am Tag empfohlen!

Wie baue ich mehr Ballaststoffe in meine Ernährung ein?
Anstatt Weißmehl kann man beim Backen auch mal Kokosmehl austesten. Chiasamen, Flohsamenschalen, Leinsamen oder Erdmandeln sind sehr lecker im Müsli. Gerstengraspulver macht sich super in grünen Smoothies zusammen mit ein paar gefrorenen Früchten. Und Hülsenfrüchte können fast in jedem warmen Mittagsmenü ihren Platz finden.

2. Probiotische Lebensmittel
Neben der ballaststoffreichen Ernährung ist es wichtig, dem Darm Probiotika durch natürliche Lebensmittel zur Verfügung zu stellen. Doch was sind überhaupt Probiotika, und wie wirken sie im Darm? Probiotika sind lebende Mikroorganismen, die in der richtigen Anzahl eine positive Wirkung auf die Darmflora haben. Die meisten angesiedelten Bakterien in unserem Darm machen unser Immunsystem aus und werden als Abwehrzellen aktiviert.

Das Tolle an probiotischen Lebensmitteln ist, dass die Kulturen die Magensäure überleben und somit direkt im Darm ankommen, sich ansiedeln und vermehren können. Enthält der Darm zu viele schlechte Darmbakterien oder Viren und Krankheitserreger, können die Bakterien der probiotischen Lebensmittel diese verdrängen. Man kann die Bakterienkultur ansehen wie den eigenen Fingerabdruck, jeder Mensch verfügt über eine andere Anzahl unterschiedlicher Bakterienstämme. Deshalb ist es auch besonders wichtig zu wissen, dass nicht jeder Mensch dieselbe Anzahl an Probiotika benötigt. So kann man seinen Körper natürlich mit den genannten probiotischen Lebensmittel unterstützen, aber es gibt Menschen, denen

Probiotische Lebensmittel

Die probiotische Fähigkeit bekommen die Lebensmittel durch den Fermentierungsprozess der Milchsäurebakterien: Joghurt, Kefir, Kimchi, Miso, Sauerkraut; eingelegtes und saures Gemüse und Apfelessig – das sind alles Lebensmittel, die der Darm aufgrund der guten Bakterien besonders gern hat.

reicht diese Menge nicht aus. Dafür gibt es Probiotika in Kapselform, welche meist Millionen verschiedener Bakterienkulturen beinhalten. Um sicherzugehen, welche Bakterien der Darm benötigt, kann man eine Stuhlprobe beim Arzt entnehmen und diese fachmännisch prüfen lassen.

3. Brühe

Knochenbrühe war schon damals ein Rezept, das wir von unserer Oma als »Wieder-gesund-Macher« bekommen haben. Was steckt dahinter, und was wussten unsere Großeltern dazu bereits vor vielen Jahrzehnten? Knochen- oder auch Fleischbrühe enthält Aminosäuren wie Prolin, Glyzin und Glutamin. Ihre besondere Eigenschaft ist es, unsere Darmschleimhaut zu reparieren. Gerade bei Menschen mit einem Leaky-Gut-Syndrom kann eine Knochenbrühe sehr hilf-

reich sein. Diese Patienten haben durch ihre durchlässige Darmschleimhaut große Probleme, Nährstoffe aufzunehmen und zu verwerten. Das Resultat: Mangelerscheinungen jeglicher Art.

Dazu kommt, dass Knochenbrühe durch ihr enthaltenes Kollagen aus dem Knochenmark reich an Mineralstoffen (Magnesium, Kalzium, Silizium, Schwefel und Phosphor) ist, die Darmschleimhaut versiegeln und somit weniger angreifbar machen kann. Mal abgesehen davon, dass die Knochenbrühe gut für unseren Darm sein kann, hat sie auch tolle Effekte auf unser Hautbild. Dem in der Brühe enthaltenen Kollagen wird nachgesagt, dass es einen Anti-Aging-Effekt hat. Aber es kommt noch besser, denn das enthaltene Spurenelement Silizium ist beteiligt am Aufbau und der Erneuerung von Haut - und Haaren.

Das Rezept für eine leckere Knochenbrühe findest du auf Seite 166 f.

4. Kauen, kauen, kauen

Die Verdauung beginnt im Mund, und genau deswegen ist das Kauen für den Darm besonders wichtig. Sobald dem Gehirn signalisiert wird: Achtung, da ist Essen auf dem Weg, bekommen wir mehr Speichel. Dieser Speichel enthält aufgespaltene Enzyme, welche dabei helfen, die Nahrung in einzelne Teile zu zerlegen. Das bedeutet, je länger wir kauen, umso besser kann die Nahrung zerlegt werden. Der Körper bez ehungsweise unser Verdauungstrakt kann die Nahrung dann besser aufnehmen und verdauen. Ein klarer Vorteil des Kauens ist also, dass es Verdauungsproblemen wie Sodbrennen, Blähungen oder Verstopfungen vorbeugen kann. Was dann im Endeffekt natürlich auch unserem Darmtrakt wieder zugute kommt.

Weiter Vorteile des Kauens sind, dass unser Kopfmuskulatur und die Durchblutung im Gehirn angeregt und verbessert werden. Durch vermehrtes Kauen kann unser Nervensystem entspannen. Wie oft essen wir unter Zeitdruck und schlingen die Mahlzeit einfach nur so herunter. Das erzeugt jedes Mal Stress in unserem Körper, und was der mit unserer Haut anrichtet, erfährst du ein paar Seiten später.

· ·

Probiere es einfach mal aus,
und kaue deinen nächsten Bissen 40-mal!

· ·

Darmaufbaukur

Darmreinigung, Darmsanierung oder Darmaufbaukur? Man kann bei diesen ganzen Begriffen schon ganz schön durcheinanderkommen. Wichtig dabei ist, dass sie sich alle in ihrer Ausführung und Zusammensetzung unterscheiden. Eine Darmreinigung kann so beispielsweise unter ärztlicher Aufsicht mit einem Einlauf gemacht werden. Dabei redet man eher von einer Entleerung des Darms. Der Darm wird hier zwar entleert, aber nicht wieder aufgebaut. Deswegen ist von solch einer Methode abzuraten, außer es gibt dazu eine dringende medizinische Notwendigkeit (eine Darmspiegelung zum Beispiel).

Eine Darmsanierung kann man mit einer Darmaufbaukur gleichsetzen. Jedoch unterscheiden sich hier verschiedene Produkte in ihren Inhaltsstoffen. Der Sinn einer Darmsanierung beziehungsweise -aufbaukur ist, den Darm auf schonende Weise mit Ballaststoffen (oft Flohsamenschalen) zu entlasten und danach die Darmflora mit probiotischen Lebensmitteln oder Probiotikakapseln aufzubauen. Diese Variante kann für manche sehr effektiv sein. Jedoch sollte auch dieses Verfahren mit dem Hausarzt besprochen und nicht angewendet werden, wenn chronische Darmkrankheiten oder Allergien bestehen. Die gängigsten Darmkuren bestehen aus Flohsamenschalen, einer Heilerde wie Bentonit oder Zoelith und einem Probiotikum aus Milchsäurebakterien.

FLOHSAMENSCHALEN
wirken wie ein Abflussreiniger und sammeln beim Passieren des Darms alle Schädlinge und Abfallprodukte ein und befördern sie nach draußen.

MINERAL- UND HEILERDEN
binden alle Toxine und schlechte Bakterien an sich und entfernen sie.

PROBIOTIKA
enthalten nützliche und gute Darmbakterien, die man für den Aufbau einer gesunden Darmflora braucht.

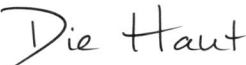

Die Haut

So ist unsere Haut aufgebaut

Unsere Haut besteht aus drei Schichten: der Oberhaut, der Lederhaut und der Unterhaut. Beginnen wir direkt mit der **Oberhaut.** Sie bildet, wie ihr Name schon verrät, die oberste Schicht der Haut, also die, welche wir sehen und fühlen können. Ihre besondere Aufgabe ist es, uns zu schützen und alles abzuwehren, was unserem Körper schaden könnte. Die obere Hautschicht ist ausgestattet mit Haarwurzeln, Schweißdrüsen und Poren.

Wie bereits erwähnt, führt übermäßig Talg in den Poren zu unreiner und fettiger Haut. Das kommt auch immer auf die Größe der Talgdrüsen an. So haben wir beispielsweise in der T-Zone (Stirn, Nase, Kinn) größere Talgdrüsen als beispielsweise an den Armen oder Beinen. Das merkt man auch daran, dass die Extremitäten oftmals eher trocken als fettig sind. Im Kapitel »Die Entstehung eines Pickels« (→ Seite 30 f.) wird genau beschrieben, was passiert, wenn wir Mitesser oder entzündete eitrige Pickel auf der Haut haben.

Was schadet unserer Haut?

Leider gibt es hier nicht die eine richtige Antwort, sondern eine unreine Haut kann mehrere Ursachen haben. Sonst würde das Buch höchstwahrscheinlich nur aus ein paar wenigen Seiten bestehen. Die Ernährung, der Stresspegel Allergien, Umwelteinflüsse, Medikamente und Hormone können unser Hautbild positiv oder negativ beeinflussen. Das kann einen manchmal ganz schön überfordern, und man weiß kaum, wo man nun ansetzen soll. Doch einen fatalen Fehler machen die meisten Menschen, wenn sie über unreine Haut klagen: Sie lassen sich von der Werbung leiten. Aufgrund der unzähligen Kosmetikprodukte und ihrer vermeintlich unschlagbaren Lösungsmethoden wird man oft total in die Irre geführt. Geworben wird mit Menschen, die unter fettiger und unreiner Haut leiden. Und schon nach wenigen Tagen durch die Anwendung von bestimmten Kosmetikprodukten soll die Haut nicht mehr fetten und Pickel verschwinden.

Das solch überteuerte Pflegeprodukte in den meisten Fällen nicht wirken, zeigt uns die zweite Hautschicht die **Lederhaut.** Denn genau dort sitzen unsere Talgdrüsen. Cremes können zwar auch über die Haut im ganzen Körper wirken, aber sie können mit ihren Wirkstoffen nicht die Talgdrüse selbst beeinflussen. Die Talgproduktion der Drüse läuft dann einfach unbeeindruckt weiter. Ganz im Gegenteil zu der oberen Hautschicht. Die aggressiven Cremes schädigen die Schutzbarriere und lassen die Haut austrocknen. Nicht selten leiden die Betroffenen dann unter einer trockenen und fettigen Haut zugleich. Die Lederhaut produziert nämlich weiterhin Talg, wohingegen die Oberhaut trocken und geschädigt ist. Schon haben wir ein Paradebeispiel eines Ungleichgewichts.

Die **Unterhaut** liegt unter der Leder- und Oberhaut. Sie ist von unseren Pickeln unbeeindruckt und vielmehr dafür da, uns ein Polster und Kurven zu geben. Wäre sie nicht, wären wir ganz schön knochig, weil man unsere Knochen und Gelenke sehen würde. Spannend ist aber auch, dass circa 30 Hormon- und Botenstoffe in der Unterhaut angesiedelt sind. Kommen Frauen in die Wechseljahre, hören die Eierstöcke auf, Östrogen zu bilden, das bedeutet für diese Frauen über einen gewissen Zeitraum oft: Hitzewallungen, Libidoverlust und Stimmungsschwankungen. Doch davon lässt sich die Haut nicht beirren, sie produziert in ihren Fettgeweben weiterhin weibliche Hormone wie Östradiol und Östron und kann diese sogar speichern.

Ätherische Öle

Welche Wirkung haben ätherische Öle?

Bei einem ätherischen Öl handelt es sich um gepresste Pflanzenteile (Stängel, Wurzel, Blüten oder Blätter), aus denen ein hoch konzentriertes Öl gewonnen wird. Wie wir aus der Pflanzenheilkunde schon wissen, können Pflanzen in ihrer unterschiedlichsten Wirkung für verschiedene Beschwerden eingesetzt werden. Je nach verwendeter Pflanzenart kann das Öl ei-

ne regenerierende, schützende, beruhigende oder auch immunstärkende Wirkung haben. Der Vorteil von Ölen ist, dass sie lipidlöslich sind und eine kleine Molekulargröße haben. Dadurch können sie sehr schnell in die Haut eindringen und innerhalb von 20 Minuten auf jede Körperzelle einwirken, und sie werden genauso wie andere Nährstoffe im Körper abgebaut. Sie enthalten die Lebenskraft der Pflanzen, haben eine direkte Wirkung auf das Gehirn und wirken deshalb psychisch und physisch.

Wie wichtig ist die Qualität?

Die meisten kennen ätherische Öle als Raumduft, im Badewasser oder im Inhalator. Man findet ätherische Öle mittlerweile in vielen Supermärkten, Reformhäusern, Apotheken und natürlich auch bei verschiedenen Anbietern im Internet. Bei all diesen Angeboten liegt der Unterschied nicht nur im Preis, sondern vor allen Dingen auch in der Qualität. So kann beispielsweise ein Lavendelöl eine Preisspanne von 2 Euro bis 18 Euro haben. Es ist ähnlich wie in der Lebensmittelindustrie, je niedriger der Preis, umso schwächer die Qualität. Da wir diese Öle aber einatmen, einnehmen oder auf die Haut auftragen, sollten wir sehr gewissenhaft bei der Auswahl sein. So können die günstigen Öle zum Beispiel von Pflanzen aus pestizidbelastetem Anbau stammen und somit eine negative Wirkung auf unseren Körper haben.

Beim Kauf eines ätherischen Öls sollte man also auf ein biologisches Präparat zurückgreifen und darauf achten, dass es ein reines ätherisches Öl ist. Oftmals werden die günstigeren Varianten mit anderen Ölen gemischt oder gestreckt. Der Nachteil daran ist, dass das Öl dadurch weniger Wirkkraft hat, da nicht die reine und hochkonzentrierte Pflanzenkraft darin enthalten ist.

Wie wendet man ätherische Öle an?

Im Grunde kann man ätherische Öle auf verschiedene Weise verwenden. Man kann sie verdünnt auf die Haut auftragen, über die Atmung (Raumduft) aufnehmen oder in verdünnter Form sogar essen und trinken. Für die äußerliche Verwendung auf der Haut gibt es verschiedene Methoden: Man massiert das Öl ein, macht Kompressen, Cremes oder Bäder – je nach Ölsorte und Behandlungsziel. Auch toll sind Dampfbäder fürs Gesicht.

Ein wichtiger Hinweis

Teste ätherische Öle immer zuerst auf dem Arm aus. So verhinderst du das Auftreten eventueller allergischer Reaktionen im Gesicht. Einfach einen Tropfen des Öls auf die Haut auftragen und für ein paar Minuten warten. Rötet sich die Haut, fängt sie an zu jucken oder bilden sich sogar Pusteln, solltest du das Öl auf keinen Fall weiterhin verwenden.

Vier ätherische Öle zur äußeren Anwendung auf der Haut

1. Lavendel

Lavendel hat eine besondere Wirkung auf die Zellerneuerung der Haut. Wer kennt es nicht, man hat einen eitrigen Pickel und drückt wie wild darauf herum. Der Resultat sind dann meist Entzündungen, Rötungen und im schlimmsten Fall dann eine Narbe. Je nach Hauttyp tendieren manche schneller zur Narbenbildung als andere. Lavendel kann dabei helfen, die Hautzellen zu regenerieren und die Narbenheilung zu unterstützen.

Lavendel hilft übrigens auch wunderbar bei Einschlafstörungen, innerer Unruhe oder Angespanntheit.

> Anwendung: Einfach einen Tropfen ätherisches Lavendelöl auf die entzündete Stelle geben oder zwei Tropfen mit in die Tagespflege mischen und auf das Gesicht auftragen.

2. Teebaum

Die meisten werden es wohl kennen, das Teebaumöl. Besonders bekannt zur punktuellen Anwendung auf entzündeten und eitrigen Pickeln. Teebaumöl ist deshalb so effektiv gegen Pickel, weil es einen entzündungshemmenden Wirkstoff hat und gegen Bakterien vorgeht. Teebaumöl ist gewebeschonend und deshalb für die Anwendung auf der Haut geeignet. Gut zu wissen ist auch, dass Teebaumöl genauso wirksam ist wie eine 5-%ige Benzoylperoxid-Lotion, eine synthetisch hergestellte Lotion, die gern von Hautärzten bei Akne verschrieben wird, und das sogar mit viel weniger Nebenwirkungen als die synthetische Lotion.

Anwendung: Teebaumöl kann man, wie bereits erwähnt, punktuell auf entzündete Pickel auftragen oder einen Tropfen in die Gesichtscreme oder in die Maske mischen. Wichtig ist, dabei, die Augenpartie auszusparen, damit die Schleimhäute nicht gereizt werden. Bei stark entzündeten und offenen Stellen im Gesicht sollte man sich mit dem Teebaumöl vorsichtig herantasten, es kann eventuell zu stark brennen.
Vorsicht mit Teebaumöl in der Sonne. Verwende das Öl lieber abends vor dem Schlafengehen, denn unter direkter Sonneneinstrahlung kann Teebaumöl zur leichten Pigmentstörung führen.

3. Wacholderbeere

Die Wacholderbeere ist auch zu finden unter dem Namen »Juniperus communis« und hat gleich mehrere tolle Einflüsse auf unser Hautbild. Zum einen hat sie eine stark reinigende und entgiftende Wirkung, und zum anderen ist sie aber auch eine heilende und lindernde Pflanze. Sozusagen der perfekte Allrounder bei unreiner Haut. Zuerst reinigt sie die Hautporen, lindert dann im Anschluss Rötungen und macht ein ebenes Hautbild. Besonders bei fettiger Haut empfiehlt sich die Verwendung von Wacholderbeere.

Anwendung: Man kann sie wie die anderen Öle auf verschiedene Weisen verwenden, als Beimischung zur Creme oder Reinigungslotion, in Verwendung mit einer Heilerdemaske (→ Seite 105 f.) oder mit ein bis zwei Tropfen in einem Gesichtsdampfbad. Wie du ein Gesichtsdampfbad anwenden kannst, erfährst du auf Seite 110.

4. Pfefferminze

Unter den Heilpflanzen ist Pfefferminze eher bekannt bei Beschwerden wie Konzentrationsschwäche, Blähungen oder Kopfschmerzen. Doch die wenigstens wissen, dass Pfefferminze auch tolle Effekte für unsere Haut mit sich bringt. Hoch konzentrierte Pfefferminze als ätherisches Öl wirkt zusammenziehend und lässt Poren kleiner erscheinen. Das Hautbild wird dadurch weicher und feiner. Dazu kommt, dass Pfefferminze eine desinfizierende Eigenschaft hat und auch punktuell für entzündete Pickel verwendet werden kann.

Anwendung: Einfach einen kleinen Tropfen auf ein Wattestäbchen und auf den entzündeten Pickel geben.

Achtung: Pfefferminze eignet sich nicht als Verwendung in einem Gesichtsdampfbad, da es irritierend auf die Augen wirken kann. So auch bei der Verwendung im Gesicht: Man sollte auf jeden Fall die Augen- und Nasenpartie aussparen, damit die Schleimhäute nicht gereizt werden.

Heilpflanzen

Bei einem Spaziergang durch den Wald erkennt man gerade noch so die gängigsten Heilpflanzen wie Löwenzahn, Brennnessel und Spitzwegerich. Doch das Wissen, das meine Oma noch über Heilpflanzen- und kräuter hat, ist leider nicht in meine Generation übergegangen.

Was sind Heilpflanzen?
Als Heilpflanzen werden Pflanzenarten bestimmt, die einen hohen Anteil an Wirkstoffen für bestimmte Heilungszwecke haben und eine Linderung von Krankheiten bewirken. Dabei können sie in verschiedenster Formen verwendet werden: als Cremes, zur Einnahme als Tee oder Smoothie, über die Atemwege oder als Badezusatz. Der Vorteil an Heilpflanzen ist, dass wir sie oft ohne Nebenwirkungen vertragen. Was man natürlich bei synthetisch hergestellten Arzneimitteln nicht immer behaupten kann.

Ich persönlich finde, dass Heilpflanzen eine hervorragende Hilfestellung bei grippalen Infekten, Verspannungen, Kopf-

oder Gliederschmerzen liefern können. Was aber nicht bedeutet, dass chemisch hergestellte Arzneimittel schlecht sind. Auch sie haben ihre Daseinsberechtigung und schon vielen Menschen geholfen. Es kommt dabei immer auf das Krankheitsbild an. Geht es aber um unsere Haut, dann können Heilpflanzen eine hervorragende Alternative zu chemischen Arzneimitteln sein.

Wie verwendet man Heilpflanzen?
Dabei kommt es auf die Pflanze an, manche werden äußerlich angewendet, manche kann man aber auch einnehmen. Welche Pflanze wie eingenommen werden soll, steht im Folgenden bei den jeweiligen Heilpflanzen beschrieben.

Aloe vera
Es gibt zwei ganz bestimmte Besonderheiten von Aloe vera. Sie kann nämlich über einen sehr langen Zeitraum Wasser speichern, ohne auszutrocknen. Und das macht sie auf eine sehr kluge Weise, denn in den Trockenphasen schrumpft sie zusammen, und sobald sie mit Wasser angereichert wird, plustert sie sich wieder auf. Doch nun kommt das Beste. Mit ihrem Gel kann die Aloe vera sich selbst heilen. Befindet sich die Pflanze also in einer trockenen Zeit und bekommt dadurch »Verletzungen«, schafft es das Gel der Aloe vera, diese Wunden zu heilen, indem sie die Schnitte schrumpfen lässt und versiegelt. Was sagt uns das nun? Wenn es die Pflanze schafft, sich selbst zu heilen, könnte sie es vielleicht auch bei uns Menschen tun, oder?

Durch ihre 200 verschiedenen Inhaltsstoffe und eine perfekte Zusammensetzung von Wirkstoffen ist Aloe vera sehr wertvoll für unsere Haut.

Ein wichtiger Tipp für die richtige Anwendung der Aloe-vera-Pflanze ist, dass man zuerst die giftige Flüssigkeit Aloin aus der Pflanze laufen lässt. Diese wird nämlich von ihr erzeugt, um Insekten abzuwehren, und führt zu Reizungen. Schneide also das untere Stück der Aloe vera ab, und lege sie für eine Stunde in ein Glas, damit das Aloin ablaufen kann. Schneide dann ein Stück der Pflanze ab, halbiere sie, reibe dann einfach die gelige Seite über dein Gesicht, und lass das Gel einwirken. Es muss nicht abgespült werden, sondern zieht sehr schnell in die Haut ein.

Zaubernuss

Die Zaubernuss mit fachlichem Namen »Hamamelis« kommt ursprünglich aus Nordamerika, wurde aber auch schon in Japan gefunden. Optisch sieht sie wie eine kleine Nuss aus, die im Herbst aufspringt und aus der dann gelbe Blütenblätter wachsen. Die tollen Wirkstoffe der Zaubernuss werden hauptsächlich auf die enthaltenen Flavonoide und Gerbstoffe zurückgeführt.

Bei Anwendung auf der Haut soll die Zaubernuss vor allen Dingen antibakteriell und entzündungshemmend wirken. Gerbstoffe und Flavonoide haben den Vorteil, dass sie einen Effekt auf die enthaltenen Eiweiße in der Haut haben. Die oberste Hautschicht kann sich dadurch zusammenziehen, Poren werden optisch feiner und die Haut robuster, da sie durch feinere Poren nicht mehr so anfällig für äußere Einflüsse ist. Dazu kommt, dass die Wirkstoffe der Zaubernuss die Talgproduktion verringern und somit Pickel auch dauerhaft reduziert werden können.

Hamamelis findet sich mittlerweile in einigen Naturkosmetikprodukten. Oder man macht sich eine Creme einfach selbst. Man kann Hamamelis aus dem Internet beziehen oder in Reformhäusern als Öl kaufen. Einfach ein wenig davon in die Tagescreme mischen und wie gewohnt im Gesicht verteilen. Man kann die Zaubernuss aber auch in selbst hergestellte Gesichtsmasken geben (→ Seite 105 f.) oder punktuell auf unreine Stellen auftragen.

Löwenzahnwurzel

Wie der Name schon sagt, geht es hier um die Wurzel des Löwenzahns. Aufgrund ihres hohen Anteils an Vitamin C beschleunigt die Löwenzahnwurzel den Heilungsprozess der Haut und kann positiv auf Rötungen und Entzündungen wirken. Gerade nach dem Absetzen der Pille kann die Löwenzahnwurzel aufgrund ihrer harntreibenden und entgiftenden Wirkung übrig gebliebene Inhaltsstoffe der Pille aus dem Körper schwemmen. In erster Linie schafft sie das durch die Unterstützung der Galle und der Leber. Man kann den Saft der Löwenzahnwurzel neben dem Trinken auch direkt auf den entzündeten Pickel auftragen, um vor allen Dingen mikrobielle Infektionen zu reduzieren.

Löwenzahnwurzel bekommt man in getrockneter Form aus der Apotheke und kann als Tee aufgegossen werden. Zusammen mit der unten stehenden Klettenwurzel bietet sie eine wunderbare Teemischung gegen Pickel.

Die Klettenwurzel wurde schon früher vorwiegend bei chronischen Hautproblemen eingesetzt. Den Heilungseffekt für die Haut bekommt die Klette vor allen Dingen durch ihre harntreibende und antibiotische Eigenschaft. Gleich der Löwenzahnwurzel regt auch die Klette die Nieren und mit ihren Bitterstoffen die Leber zur Entgiftung an.

Rezept für eine Teemischung aus Kletten - und Löwenzahnwurzel
Fünf Gramm Klettenwurzel und zehn Gramm Löwenzahnwurzel mit 750 Millilitern heißem Wasser abkochen, in drei Portionen teilen und über den Tag verteilt trinken.

Homemade Pflegeprodukte

Dieses Buch soll nicht nur Rezepte für die Ernährung liefern, sondern auch Tipps, wie man einfach und ohne große Umstände seine eigenen Pflegeprodukte herstellen kann.

Gesichtsmaske

Zur Herstellung einer eigenen Gesichtsmaske benötigt man nur drei Dinge: Wasser, Heilerde und ein ätherisches Öl. Medizinisch erfahrene Personen, wie Hippokrates, Hildegard von Bingen, Paracelsus oder Kneipp verwendeten Heilerde, um die unterschiedlichsten Leiden und Beschwerden sowohl innerlich als auch äußerlich zu behandeln. Heilerde ist besonders reichhaltig an Zink, Selen, Magnesium und Eisen. Alle vier Nährstoffe sind

dafür bekannt, dass sie einen positiven Effekt auf Haut, Haare und Nägel haben. Damit die Gesichtsmaske noch effektiver wird, kann man ein ätherisches Öl hinzugeben. Die dafür passenden Öle und ihre Wirkung auf die Haut findest du im Kapitel »Ätherische Öle« (→ Seite 100 ff.).

Du brauchst:
7 TL Heilerde
3 TL Wasser
2 Tropfen ätherisches Öl

Vermische die Heilerde mit dem Wasser, und verrühre alles in einer Schüssel zu einer Paste. Gib nun das ätherische Öl hinzu, und mische alles gut miteinander. Nun trägst du die fertige Maske auf Gesicht und Hals auf – Augenpartien und Lippen dabei aussparen. Nach etwa einer halben Stunde – je nachdem, wie dick die Paste aufgetragen wurde – ist die Heilerde durchgetrocknet. Das erkennst du am besten, wenn die Maske zu bröseln beginnt und hellgrau gefärbt ist. Zum Abwaschen nimmst du einfach lauwarmes Wasser und einen Schwamm und wäschst dir die Maske vorsichtig und in kreisenden Bewegungen vom Gesicht. Dabei bekommst du noch ein schönen Peelingeffekt für die Haut.

Diese Maske kann natürlich auch auf dem Rücken und Dekolleté verwendet werden.

Ein wichtiger Hinweis

Denke daran, das ätherische Öl lieber kurz auf dem Arm auszutesten, damit du eine allergische Reaktion ausschließen kannst.

Hafer-Waschgel

Man kann das nachfolgende Rezept besonders gut als Peeling verwenden, um abgestorbene Hautschüppchen von der Haut zu lösen oder aber, um die Haut von Make-up zu befreien. Auch dieses Rezept geht super einfach und ist sehr schnell gemacht.

Du brauchst:
2 EL feine Haferflocken
3 Tropfen ätherisches Öl
(z.B. Lavendelöl)
5 EL Wasser

Gib die Haferflocken in eine Schale, füge das ätherische Öl dazu, und vermenge alles mit Wasser, bis eine cremige und nicht zu trockene Konsistenz entsteht.

Waschmittel

Dieses Rezept hat nicht direkt etwas mit der Haut zu tun, aber mit unserer Kleidung und somit auch indirekt mit der Haut. Denn nutzen wir Waschmittel, das Hormone oder anderen synthetische Inhaltsstoffen enthält, gehen diese ebenfalls in die Haut über und können dort wirken. Wir wissen oft gar nicht, was so alles in unseren Cremes, Pflege- oder Reinigungsprodukten enthalten ist. Es lohnt sich also, bei ein paar essenziellen Dingen, die man im Alltag häufig benötigt, genauer hinzuschauen und entweder auf Naturprodukte umzusteigen oder sie einfach selbst herzustellen. Schon eine ganze Weile mache ich mein Waschmittel selbst und bin damit total glücklich. Hierfür benötigt man nicht allzu viele Dinge, und man kann sich ein paar Flaschen auf Vorrat herstellen.

Du brauchst:
30 g Kernseife (am besten Bio)
2 l Wasser
4 EL Waschsoda (oder auch Soda)
2 Tropfen ätherisches Öl
(Lavendel- oder Zitronenöl)
1 großer Behälter (Füllmenge:
etwa 2 Liter)

Schneide die Kernseife mit einem Messer in kleine Stückchen. Dann setzt du einen mittelgroßen Topf mit Wasser auf und gibst das Waschsoda und die Kernseife hinzu. Alles mit dem Schneebesen umrühren und kurz aufkochen lassen. Wichtig ist, dass du gut rührst, damit keine Klumpen entstehen. Sobald sich alles zu einer feinen Konsistenz ohne Klumpen vermischt hat, stellst du die Temperatur aus und lässt die Mischung für 30 Minuten stehen. Nun sollte die Masse auch dicker geworden sein. Jetzt kochst du die Mischung nochmals kurz auf. Sobald das Waschmittel wieder abgekühlt ist, gibst du das ätherische Öl hinzu. Am besten nimmst du Lavendel- oder Zitronenöl, andere Öle können Flecken auf der Kleidung entstehen lassen. Nun noch in einen Behälter füllen, und fertig ist das selbst gemachte Waschmittel. Das Mittel wird mit der Zeit fest, am besten schüttelst du den Behälter kräftig vor jedem Gebrauch.

Wenn du in einer Region mit sehr kalkhaltigem Wasser lebst, solltest du etwas Essig zum Waschvorgang geben, damit keine Kalkrückstände auf der Kleidung bleiben. Oder du nimmst für die Waschmittelherstellung statt Leitungswasser das Kondenswasser aus dem Trockner, dann sollte kein Kalk vorhanden sein.

Was steckt drin?
Alles, was wir auf die Haut auftragen, geht direkt in unser Blut über. Viele Pflegeprodukte für Haut und Haare sind mit synthetischen Hormonen versehen und beeinflussen den natürlichen pH-Wert

Ein wichtiger Hinweis

Erkundige dich in der Apotheke nach Naturkosmetik.
Falls du kein Make-up verwendest, umso besser. Falls doch,
achte auch hier auf die Inhaltsstoffe.

der Haut, wodurch die Haut austrocknen kann. Der Körper produziert daraufhin mehr Fett, um dies auszubalancieren, was zu Verstopfungen der Poren führen kann. Das Resultat: Pickel.

Geht man dann wegen der Pickel zum Hautarzt, wird man des Öfteren mit Cortisoncremes vertröstet. Diese Cremes töten aber alle Bakterien und Zellen, die guten und die schlechten. Setzt man diese Cremes wieder ab, kommen die Unreinheiten oft wieder. Ein Teufelskreis.

Sollten Inhaltsstoffe wie Alkohol, Parabene (Methylparabene), Aluminium, Polyethylenglykole, Paraffine, Weichmacher (Phthalate) oder auch Bleichmittel (wie Ammoniumderivate) auf dem Produkt ausgewiesen sein, lasse lieber die Finger davon! Diese Stoffe können hormonelle Wirkungen im Körper auslösen, die Poren verstopfen und die Haut durchlässiger und trockener machen. Hier findest du eine Übersicht an Inhaltsstoffen, welche deine Pflegeprodukte lieber NICHT enthalten sollten:

Folgende Inhaltsstoffe bitte vermeiden

ALKOHOL

- alcohol
- alcohol denat
- isapropyl alcohol
- benzyl alcohol
- polyvinyl alcohol

TENSIDE

- ammonium lauryl sulfate
- sodium laureth sulfate
- sodium lauryl sulfate
- sodium lauryl sulfaacetate
- sodium myreth sulfate

Was macht die Cortisoncreme mit der Haut?

Cortison ist das synthetisch hergestellte Erzeugnis des lebensnotwendigen Hormons Cortisol, welches in der Nebennierenrinde produziert wird. Zum Thema Cortisol als Stresshormon kommen wir nochmals im Kapitel »Seele« (→ Seite 122 ff.). Für die Pharmazie ist Cortisol deshalb so wichtig, weil es eine dämpfende Wirkung auf das Immunsystem hat, überschießende Reaktionen unterdrückt und dadurch mögliche Entzündungen hemmen kann. Aus diesem Grund wurde Cortison synthetisch hergestellt und für jegliche Beschwerdebilder wie Gelenkschmerzen, Entzündungen oder Hautprobleme in unterschiedlichsten Formen wie Tabletten, Infusionen, Spritzen oder Cremes angewendet.

Nicht selten wird Patienten mit unreiner Haut eine Cortisoncreme verschrieben. Die Entzündungen auf der Haut sollen dadurch schnell gelöst werden, und man verspricht baldige Besserung. Das Problem daran ist nur, dass diese Cremes nicht nur oberflächlich wirken, sondern auch über die Haut im Blut aufgenommen werden und im Körper wirken. Was wir bereits mehrmals erfahren konnten, ist, dass alles, was wir auf unsere Haut auftragen, auch auf unseren Organismus wirkt. Deshalb sollte man so vorsichtig wie möglich bei der Verwendung von Medikamenten auch über die Haut sein. Und man darf nicht vergessen: Cortison ist ein Medikament! Eine dauerhafte Anwendung von Cortisoncremes kann die Leber und den Darm negativ beeinflussen, wo wir dann auch schon wieder beim Teufelskreis angekommen wären. Denn wie wir bereits wissen, führt nur ein gesunder Darm und eine gesunde Leber zu einer reinen Haut. Dazu kommt, dass eine dauerhafte Zufuhr von Cortison besonders schädlich für unsere empfindliche obere Hautschicht ist. Nicht selten führt es zu Hautausschlägen und Rötungen.

Genau deswegen sollte man sich die Verwendung von Cortisoncremes gut überlegen. Sie werden ohnehin nur die Beschwerden lösen, nicht aber die Ursache in Angriff nehmen. Nach Absetzen dieser Cremes wird die unreine Haut in den meisten Fällen wieder zurückkehren.

Mit einer App die Inhaltsstoffe checken!

Die App Codecheck prüft Kosmetikprodukte auf ihre Inhaltsstoffe, indem man einfach den Barcode einscannt, und zeigt dem Verbraucher an, ob gesundheitsschädliche Hormone enthalten sind. Die App ist ganz einfach nutzbar und kostenlos im App-Store für Android und iOS erhältlich (Stand: Januar 2019).

Meine Pflegegrundsätze

Schwitzen öffnet die Poren

Dampfbäder für den Körper oder auch für das Gesicht können eine wundervolle Möglichkeit sein, die Poren zu öffnen und dem Talg die Möglichkeit zu geben, nach draußen zu gelangen.

Eine schonende und natürliche Variante ist ein Dampfbad mit ätherischen Ölen wie Teebaum, Wacholderbeere oder Lavendel. Diese ätherischen Öle haben die Kraft, Giftstoffe nach außen zu tragen und Entzündungen zu hemmen.

So geht's

Bringe zwei Liter Wasser zum Kochen, und gib vier Tropfen eines ätherischen Lavendelöls hinzu. Nimm den Topf vom Herd, und halte dein Gesicht mit einem Abstand von ungefähr 30 Zentimetern darüber. Jetzt nimm ein Handtuch, und lege es über deinen Kopf, und zwar so, dass möglichst wenig Dampf an den Seiten entweichen kann.

Dieses Gesichtsdampfbad machst du mindestens fünf Minuten lang. Anschließend spülst du dein Gesicht mit lauwarmem Wasser ab, damit sich die Poren wieder schließen können und nicht anfällig für Bakterien werden.

Dieses Dampfbad kannst du einmal die Woche machen.

Scrub IT!

Ein Peeling kann die Haut dabei unterstützen, alte Hautschuppen loszuwerden, damit sie keine Entzündungen fördern. Entweder man kauft sich ein Peeling aus natürlichen Inhaltsstoffen oder macht es einfach selbst aus Hausmitteln.

Eine wunderbare Zutat dafür ist feines und rundkörniges Meersalz, denn es verfeinert das Hautbild, durchblutet die Haut und macht sie geschmeidig. Damit man die Hautoberfläche nicht verletzt, sollte man unbedingt ein rundkörniges Salz verwenden und nur leicht und in kreisenden Bewegungen über die Haut reiben. Auch Haferflocken bieten eine tolle Peeling-Möglichkeit. Das Rezept dazu findest du auf Seite 106. Wenn du möchtest, kannst du noch ein ätherisches Öl hinzugeben. Lavendelöl hat eine sehr reinigende Wirkung und unterstützt die Hautzellen beim Neuaufbau.

So geht's

Nimm ein kleines Handtuch, halte es unter lauwarmes Wasser, und wringe es gut aus. Gib etwas rundkörniges Meersalz darauf, und fahre dir damit vorsichtig in kreisenden Bewegungen über das Gesicht. Die Haut ist sensibel und sollte dadurch nicht zu sehr strapaziert werden.

Wiederhole dieses Peeling einmal die Woche.

Finger weg vom Gesicht!

Keiner der Tipps war für mich so schwer umzusetzen wie dieser. Man fasst sich normalerweise einige Male am Tag ins Gesicht. Dummerweise greift man mit denselben Händen davor an Türklinken oder andere Orte, an denen sich Bakterien gern aufhalten. Diese Bakterien bringen wir dadurch auf unsere Haut, und schon ist eine Entzündung vorprogrammiert.

Wasche deine Hände mehrmals am Tag, und versuche, dir so wenig wie möglich ins Gesicht zu fassen. Das Gleiche gilt leider auch für das Ausdrücken von Pickeln. Ich weiß, wie schwer es ist, wenn man einen eitrigen Pickel hat. Man fängt an zu drücken und springt direkt zum nächsten Pickel oder Mitesser. Dadurch bringen wir aber die Bakterien von einer Stelle zur nächsten. Drückt man einen Pickel aus, wird ein entzündliches Sekret ausgestoßen. Gelangt dies an eine andere Pore, kann hier nun eine weitere entzündete Stelle entstehen.

Mein Tipp

Natürlich gibt es trotzdem Pickel, mit denen man sich nicht vor die Tür traut. Öffne diese nur mit gewaschenen Händen und einem Taschentuch. Setze mit zwei Fingern vorsichtig um den Pickel an und ziehe in die entgegengesetzte Richtung. Ja genau, ZIEHEN und nicht drücken. Das ist ganz wichtig, weil man nämlich durch das Drücken die Hautschicht kaputt macht und sie so wieder angreifbar für Entzündungen ist.

Eine professionelle Kosmetikerin kann dir dabei helfen, die Unreinheiten richtig und schonend zu reinigen. Am besten suchst du dir eine Kosmetikerin, die mit natürlichen Produkten arbeitet, vorzugsweise auf Basis von Aloe vera. Gerade bei akuten starken Unreinheiten, lohnt es sich, alle zwei Wochen zu einer professionellen Kosmetikerin zu gehen und das Gesicht ausreinigen zu lassen.

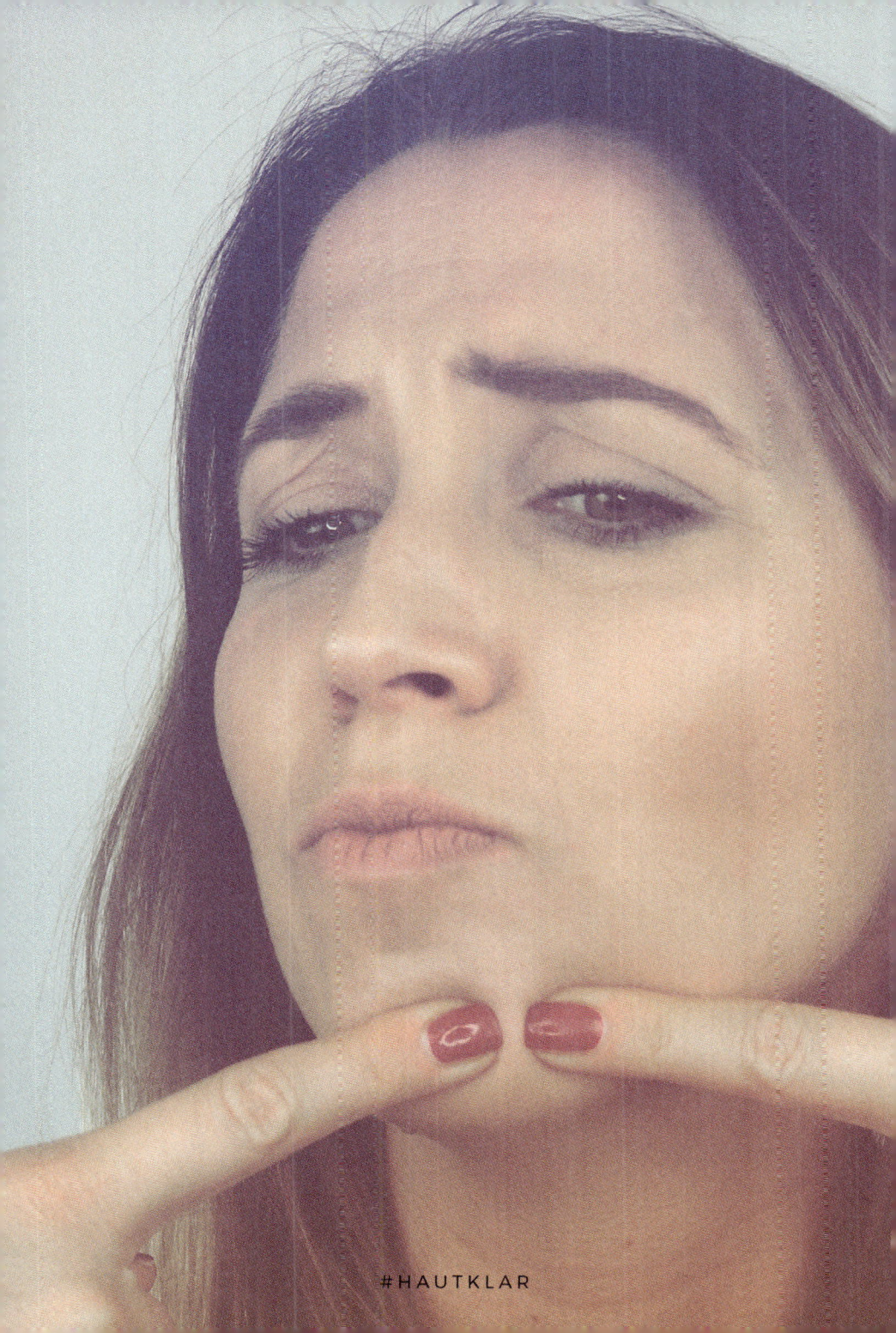

#HAUTKLAR

Wechsle dein Gesichtshandtuch!

Bakterien sind überall. Vor allen Dingen tummeln sie sich gern in Handtüchern, da sie dort eine feucht-warme Umgebung finden, wo sie sich dann explosionsartig vermehren können. Achte darauf, dass du das Handtuch ausschließlich fürs Gesicht und nicht noch für die Hände verwendest. Wichtig ist außerdem, dass du das Handtuch regelmäßig wechselst.

Mein Tipp

• •

Benutze dein Gesichtshandtuch nicht öfter als dreimal. Besorge dir einige kleine Gästehandtücher. Sie sind günstiger als normal große Handtücher und nehmen auch weniger Platz weg. So hast du immer genug Vorrat und kannst dein Gesichtshandtuch sogar täglich wechseln.

Übrigens sind auch Kosmetikpinsel ein Bakterienfänger. Reinige diese mit lauwarmem Wasser mindestens einmal die Woche.

Wechsle deinen Kopfkissenbezug!

Jede Nacht legen wir unser Gesicht auf ein Kopfkissen. Die Haut arbeitet vor allem nachts. Die Poren befördern Schadstoffe nach draußen, darunter auch Bakterien. Das Kopfkissen ist somit voll davon und sollte deshalb regelmäßig ausgetauscht werden.

Die Bettdecke muss nicht unbedingt mit gewechselt werden. Jedoch sollte man den Kopfkissenbezug jede Woche austauschen, um Bakterien und anderen Schmutz nicht an die Haut zu tragen

Auch ein Paradies für Bakterien ist die Oberfläche unseres Smartphones. Achte darauf, dass du den Bildschirm regelmäßig desinfizierst, damit du die Bakterien nicht direkt beim Telefonieren auf die Haut bringst.

»Eine gute Nacht verspricht einen guten Morgen.«

– Willy Meurer –

Gesichtsreinigungsbürsten: Ein Marketingtrend oder doch effektiv?

Es gibt zwei verschiedene Arten von Reinigungsbürsten. Der Unterschied liegt in der Bürstenbewegung. So gibt es die rotierende und die oszillierende Bewegung. Bei der rotierenden Bewegung macht der Bürstenkopf eine kreisrunde Rotation auf der Haut. Dadurch dreht sich das Gewebe leicht, die Durchblutung wird angeregt und abgestorbene Hautschüppchen entfernt. Bei der oszillierenden Methode schwingt die Bürste mit einer Vibration über die Haut, und die Borsten bewegen sich eher von rechts nach links als kreisend. Dermatologen sagen aber, dass die oszillierende Bewegung weitaus weniger an der Haut zerrt als die rotierende.

Gesichtsreinigungsbürste vs. Hände: Was ist besser?

Die Frage ist, ob sich die Investition in eine elektrische Gesichtsbürste lohnt, oder reichen unsere Hände und ein etwas groberer Schwamm schon völlig aus? Man sagt, dass gerade die oszillierende Gesichtsbürste bei Anwendung mit einer Reinigungslotion durch ihre Schalltechnologie viel tiefer in die Haut eindringen kann, als wir es mit unseren Händen schaffen würden. Dabei kommt es vor allen Dingen auf die in der Lotion enthaltenen Wirkstoffe an, diese können durch die Schallbewegung tiefer in die untere Hautschichten gelangen. Ein weiterer Vorteile, der für die elektronische Variante spricht, ist, dass die abgestorbenen Hautschüppchen besser abgetragenen werden können.

Gesichtsreinigungsbürste: Was sind die Vor- und Nachteile?

Vorteile
- tiefere Reinigungsmöglichkeit
- frischerer Teint durch Anregung der Durchblutung
- feineres Hautbild durch die bessere Entfernung abgestorbener Hautpartikel
- Poren wirken feiner, da sie intensiver gereinigt werden
- Wirkstoffe aus Reinigungslotionen können tiefer in die Haut gelangen
- einstellbare Intensität

Nachteile
- der Preis (meist zwischen 50 bis 300 Euro)
- noch ein weiteres Gerät im Bad
- Hygienefaktor: Ablagerungen auf dem Bürstenkopf
- nicht für jeden Hauttyp geeignet (schwere Akne, starke Hauterkrankungen, Allergien)

Wer sollte mit einer Gesichtsbürste vorsichtig sein?

Besonders bei Patienten mit Akne ist Vorsicht geboten, denn nicht für jeden Betroffenen ist eine Reinigungsbürste geeignet. So gibt es beispielsweise eine bestimmte Akneart, die durch eine Überpflegung der Haut entstehen kann. In dem Fall wäre eine Bürste dann eher kontraproduktiv. Auch Menschen mit einer sehr feinen und sensiblen Haut sowie einer Haut, die zu Allergien neigt, sollten die Bürste nicht jeden Tag oder nur mit einer sehr niedrigen Geschwindigkeit verwenden.

Eine elektrische Reinigungsbürste ist zwar eine tolle, aber leider auch eine kostenintensive Anschaffung. Ich persönlich würde es eher zu den Luxusprodukten zählen, die zwar ihre Vorteile haben, aber nicht zwingend notwendig sind.

Ein wichtiger Hinweis

Wer das Geld nicht in eine elektrische Bürste stecken möchte, der kann in Kosmetikschwämmen trotzdem eine gute und günstige Alternative finden, die abgestorbenen Hautschüppchen abzutragen. Durch ihre leicht grobe Struktur funktioniert das ganz hervorragend. Einen solchen Schwamm kann man einmal die Woche anwenden. Für die tägliche Pflege empfehle ich eine gute Reinigungslotion, am besten ein Naturprodukt.

117

Meine Morgenroutine für die Haut

1 LAUWARMES WASSER

Manche kennen das vielleicht: Man wacht morgens auf und hat eine ölige Schicht auf der Haut. Diese lässt sich am besten mit lauwarmem Wasser entfernen. Es sollte auf jeden Fall nicht zu warm und nicht zu kalt sein.

2 REINIGUNG MIT EINEM HOMEMADE-HAFER-WASCHGEL

Da der Körper auch nachts über die Haut entgiftet, nutze ich ein Waschgel, um die Giftstoffe gründlich von der Haut zu waschen. Hierfür kannst du das Homemade-Hafer-Waschgel verwenden (→ Seite 106). Danach spüle ich das Waschgel mit lauwarmem Wasser wieder ab.

3 MIT EINEM GESICHTSHANDTUCH ABTROCKNEN

Mit einem kleinen Handtuch tupfe ich dann mein Gesicht vorsichtig ab. Man sollte das Gesichtshandtuch höchstens dreimal verwenden und dann austauschen.

DIE PFLEGE

Als Pflege empfehle ich eine Creme auf Basis der Aloe-vera-Pflanze. Scanne sie am besten mit der Code-check-App, um hormonwirkende und schädliche Inhaltsstoffe zu vermeiden. Auch ein Tropfen ätherisches Teebaumöl in die Creme kann dir helfen, lästige Entzündungen auf der Haut zu reduzieren.

EINKLOPFEN

Damit die Creme besser einzieht und bis in die unteren Hautschichten gelangt, klopfe ich die Creme vorsichtig mit meinen Fingerkuppen in die Haut ein und wiederhole das nach etwa 30 Sekunden.

Just relax!

Stress dich nicht!

Stress schüttet im Körper bestimmte Hormone aus, die den gesamten Hormonhaushalt beeinflussen und das Gleichgewicht stören können. Wie wir bereits gelernt haben, kann ein hormonelles Ungleichgewicht die Ursache für unreine Haut sein. Deshalb ist es wichtig, dass wir uns auch über unseren Stresslevel bewusst werden. Besonders wenn wir langfristig eine schöne und reine Haut haben möchten.

Eine große Rolle dabei spielt das vegetative Nervensystem, weil es für die Verarbeitung von Stress zuständig ist. Unterteilt wird das vegetative Nervensystem in einen sympathischen und einen parasympathischen Teil, den Sympathikus und den Parasympathikus, die gegenteilige Wirkungen haben. Der Sympathikus ist in Gefahrensituationen zum Beispiel dafür zuständig, die Pupillen zu erweitern, den Herzschlag zu beschleunigen, die Verdauung zu hemmen und Adrenalin freizusetzen. So wird der Körper für einen Angriff bereit gemacht. Ist die Gefahrensituation vorbei, tritt der Parasympathikus in Aktion, der die Pupillen wieder verengt, den Herzschlag verlangsamt, den Blutdruck senkt usw. Der Körper kann entspannen, und eine Regeneration findet statt.

Warum ist das alles wichtig? Stress kann eine so starke Auswirkung auf den Hormonhaushalt haben, dass man ihn allein dadurch schon aus dem Gleichgewicht bringen kann. In Stresssituationen kann zum Beispiel die Periode einfach ausbleiben.

Eigentlich ist der Körper darauf ausgelegt, nur für eine kurze Zeit unter negativem Stress zu stehen. In diesem Fall nimmt der Körper eine Gefahr wahr, und das Gehirn aktiviert den Sympathikus. Wir befinden uns in einer Kampf- oder Flucht-Reaktion, das heißt, der Körper versucht nun mit allen Mitteln, auf die Gefahr zu reagieren. Das Problem ist, dass der Körper nicht zwischen einer lebensbedrohlichen Gefahr oder einer alltäglichen negativen Stresssituation wie Angst, finanzielle Sorgen, Leistungsdruck etc. unterscheiden kann. Für ihn ist ALLES Stress. Solange das nur ab und zu passiert, hat er damit auch kein Problem. Aber wenn der Körper ständig unter negativem Stress steht, brennt er über die Zeit regelrecht aus. Dann kommt es zu einem »Allgemeinen Anpassungssyndrom«.

Man unterscheidet drei Phasen dieses Syndroms: die Alarmreaktion, die Abwehrreaktion sowie die Erschöpfung.

Die Alarmreaktion

Wie schon zuvor beschrieben, wird in einer Stress- beziehungsweise Gefahrensituation der Symphatikus aktiviert. Das Gehirn befiehlt den Nebennieren dann, die Hormone Cortisol und Adrenalin auszuschütten, um den Körper kampfbereit zu machen. Den Treibstoff, den er dazu braucht, gewinnt er aus Glukose. Kommt man öfter in diese Negativ-Stress-Spirale, gerät man zwangsläufig in die nächste Stufe.

Die Abwehrreaktion

Nach der Alarmstufe versucht der Körper, wieder auf seinen normalen Stresslevel zurückzukommen. Aber wenn die Stressreaktion zu stark war oder zu oft ausgelöst wurde, wird der Körper immer in ständiger Bereitschaft bleiben und eine dauerhafte Abwehrhaltung einnehmen. Als Auswirkung dieses konstanten Stresslevels wird der Körper resistent dagegen und akzeptiert das Zusammenleben mit den Stressfaktoren. Diese verstärkte Ausschüttung von Stresshormonen hat einen nachteiligen Effekt. Das Immunsystem wird dadurch geschwächt, sodass man angreifbarer für Krankheiten wird. So kann Dauerstress die gesunde Darmflora verändern und die Darmfunktion reduzieren. Außerdem erhöht er die Durchlässigkeit der Darmschleimhaut und führt zu einer Überhandnahme von Toxinen, die chronische Entzündungen sowie eine erhöhte Insulinresistenz zur Folge haben können. Und dies kann wiederum die Ursache für eine unreine Haut sein. Es scheint so, als würde nur indirekt ein Zusammenhang zwischen Stress und Pickeln bestehen. Ja, das mag sein. Allerdings funktioniert unser Organismus ganzheitlich, und deshalb müssen wir die Ursache (Stress) für unsere Beschwerden (Pickel) finden und beseitigen.

Die Erschöpfung

Befindet man sich zu lange in der Abwehrreaktion, ist der Körper nicht mehr in der Lage, in gegebenen Umständen auf wirkliche Notfälle zu reagieren, und bricht zusammen, er kann nicht mehr und quittiert das mit einem Burn-out. Die Abwehrleistung des Immunsystems sinkt rapide, und die ersten Krankheitsbilder tauchen auf.

Lass es nicht so weit kommen!

Wir vergessen in der heutigen Zeit oft, welch dauerhaftem Stress wir täglich ausgesetzt sind. Wir wollen immer gut aussehen, unter den Besten im Büro sein und fühlen uns fast gezwungen, mit der Konsumsucht mithalten zu müssen. All das ist für die meisten von uns heutzutage ganz normal. Aber genau das ist das Problem.

Also ... Stress dich nicht! Gönne dir genügend Ruhe und Entspannung. Auf den nächsten Seiten findest du ein paar Tipps, die dir helfen können, den Stress zu reduzieren und wieder mehr Entspannung in dein Leben zu bringen.

Tipps zur Stressreduzierung

Nimm dich wichtig!

Es gibt Situationen im Leben, in denen man funktioniert, weil andere es von einem erwarten. Als Frau hat man oft das Gefühl, in einem stetigen Konkurrenzkampf zu sein. Wir möchten dieselben schönen langen Haare wie die Arbeitskollegin oder dieselbe glatte und makellose Haut wie die Ex-Freundin des Partners. Wir leben oft in ständigem Vergleich und vergessen uns dabei selbst.

Lass das nicht dauerhaft zu! Achte mehr auf dich selbst und deine Bedürfnisse. Und vor allem: Akzeptiere dich so, wie du bist, auch wenn du dich in deiner Haut aktuell nicht wohlfühlst. Du allein hast es jetzt in der Hand, das zu ändern. Und mit dem Kauf dieses Buchs hast du schon den ersten Schritt getan.

Ein Tag nur für dich

Der Körper benötigt Ruhe, um genügend Kraft zu sammeln und wieder ins Gleichgewicht zu kommen. Manchmal muss man sich eine Auszeit nehmen, dem Körper Ruhe gönnen und einfach mal ausschlafen. Die innere Uhr wird einem sagen, wann es Zeit zum Aufstehen ist.

Nimm dir einfach mal einen Tag Urlaub nur für dich. Vielleicht gehst du dann in ein Wellnessbad, gönnst dir eine Massage oder liest ein Buch, das schon ewig in deinem Schrank liegt. Mache einfach mal etwas nur für dich!

Zur Ruhe kommen

Um in die Entspannung zu kommen, gibt es verschiedene Möglichkeiten. Yoga, Meditation oder Qi Gong können mit ihren Übungen einen positiven Einfluss auf das Nervensystem haben. Probiere es einfach aus. Suche dir beispielsweise ein Yogastudio in der Nähe, und nimm

eine Probestunde. Oft kann man sogar eine Stunde kostenlos reinschnuppern. Am Abend kann dies eine sehr schöne Möglichkeit zum Entspannen sein, gerade wenn in der Yogastunde auch noch eine kleine Tiefenentspannung stattfindet.

Don't be perfect!

Dieser Tipp ist besonders wertvoll:

Man muss nicht immer perfekt sein,
um seine Ziele zu erreichen.

Es geht vielmehr um die Häufigkeit. Du möchtest
eine reine Haut? Dann tu etwas dafür, auch wenn es
eine Veränderung deiner Gewohnheiten bedeutet.
Aber lass dich nicht runterziehen, wenn es mal
einen Tag lang nicht geklappt hat. Morgen ist ein
neuer Tag, und da wirst du es besser machen.

Zeit heilt alle Wunden?!

Dass Zeit alle Wunden heilt, hört man in den verschiedensten Situationen, besonders wenn man gerade durch schwere Zeiten geht. Doch man kann diesen Spruch auch auf die Hautprobleme anwenden. In diesem Buch findest du Ratschläge, wie man den Darm und die Leber mit der Ernährung unterstützen, die Haut richtig reinigen und den Stresshaushalt regulieren kann. Doch reicht das alles aus, um eine reine Haut zu bekommen? Leider lässt sich darauf keine klare Antwort geben. Bei manchen Frauen ja, und bei manch anderen benötigt der Körper noch ein wenig Zeit, um sich wieder in Balance zu bringen. Das liegt in erster Linie daran, dass der Körper Zeit braucht, die Wirkstoffe der Pille aus dem Körper zu transportieren und seine natürliche Hormonproduktion wieder einwandfrei aufzunehmen.

Man kann es so betrachten, dass alles, was wir hier gelernt haben, den Körper zur reinen Haut hin unterstützt und wir dadurch unser allgemeines Wohlbefinden stärken können. Aber dazu gehört auch, dass wir unserem Körper Zeit geben. Diese Zeit benötigt er! Man darf nicht vergessen, mit der Einnahme der Pille haben die Eierstöcke ihre Funktion sozusagen heruntergefahren und eine Pause eingelegt. Diese Pause dauerte dann eben so lange an, wie man die Pille eingenommen hat. Meist sind das mehrere Jahre! Da erscheint es nur logisch, dass der Körper nicht sofort nach dem Absetzen wieder seine natürliche Hormonproduktion an-

kurbeln kann, sondern erst einmal wieder neu erlernen muss, wie er das macht. Auch die Organe, welche von den Hormonen abhängig sind, wie unser Gehirn, unser endokrines System, der Darm, die Nebennieren und die Leber, müssen erst mal mit dieser natürlichen Produktion umgehen können. Für den Körper ist das eine enorme Umstellung, und er wird für diesen Prozess noch viel mehr Nährstoffe benötigen als sonst.

Wie lange dauert es, bis sich mein Hormonsystem wieder reguliert hat?

In der Regel sagt man, dass der Körper bis zu sechs Monate benötigt, um seine natürliche Hormonproduktion wieder aufzunehmen und auch die restlichen Hormone der Pille im Körper abzubauen. Das kann aber bei jeder Frau anders ablaufen, wir sind eben alle Individuen und Faktoren, wie die Einnahmedauer der Pille, das Alter der ersten Pilleneinnahme und der eigene Lebensstil, spielen dabei eine wesentliche Rolle.

In den meisten Fällen bekommen Frauen, die nach dem Absetzen der Pille zu Unreinheiten neigen, nach zwei bis drei Monaten vereinzelt Pickel bis starke Ausbrüche. Bei manchen verschwinden die Pickel nach sechs Monaten schon wieder, und alles geht seinen natürlichen Weg. Diese Zeit sollte man seinem Körper unbedingt geben.

Mein Tipp

· ·

Gib deinem Körper bis zu sechs Monaten nach dem
Absetzen Zeit, und schaue, ob er sich von allein
wieder einpendelt. Natürlich kannst du ihn mit
einer ausgewogenen Ernährung und der richtigen
Gesichtsreinigung unterstützen. Sollte auch nach
sechs Monaten keine Verbesserung oder sogar eine
Verschlechterung der Haut stattfinden, dann beginne
mit der Unterstützung deiner Entgiftungsorgane.
Den Fokus auf deinen Stresshaushalt kannst und
solltest du jederzeit legen, das wird dir dabei
helfen, deinem Körper die richtige Grundlage für
ein lang anhaltendes Wohlbefinden zu geben.

Sleep well!

Der Körper benötigt seine Auszeit. Im Schlaf bekommt er die am besten, denn da gibt es keine äußeren Einflüsse. Fühlt man sich erschöpft, unkonzentriert oder einfach unwohl, sollte man eventuell genauer auf seine Schlafgewohnheiten achten.

Heutzutage vergessen viele Menschen, wie wichtig der Schlaf nicht nur für den Körper, sondern auch für die Hormonbildung ist. Wir sind nur noch in dem Rhythmus Aufstehen – Essen – Arbeiten – Essen – Schlafen. Meist haben wir so viel zu tun, dass wir kaum noch Zeit für einen ausgiebigen und intensiven Schlaf haben. Unsere Gedanken kreisen täglich um dieselben To-Dos, Probleme oder Beschwerden, tagsüber und auch nachts. Wir träumen schlecht, wachen zu oft auf und können nicht mehr einschlafen, weil unser Gehirn immer noch arbeitet und den Tag verdaut.

Wusstest du, dass Schlaf ein hochaktiver Zustand ist? Bestimmte Organe fahren ihre Aktivität herunter, andere legen erst so richtig los. Dass eine gute Entgiftungsfunktion sehr wichtig für unsere Haut ist, haben wir ja mittlerweile gelernt. Wenn wir jetzt noch erfahren, dass unser Körper hauptsächlich nachts die meisten Entgiftungs- und Ausscheidungsprozesse durchführt, wird uns die Brücke zwischen ausreichendem Schlaf und reiner Haut klar.

Um zu erfahren, welches Organ mit welchen Wachphasen in der Nacht zusammenhängt, kann die Organuhr sehr hilfreich sein. Sie stammt ursprünglich aus der Traditionellen Chinesischen Medizin und zeigt auf, um wie viel Uhr bestimmte Organe ihre Hoch- und Tiefphase haben. Sollte man nun also regelmäßig nachts um 2:30 Uhr aufwachen, kann das ein Indiz sein, dass die Leber stark arbeiten muss. Müssen die Organe besonders viel arbeiten oder haben sogar Probleme dabei, kann es den Körper schon mal aus dem Schlaf holen.

Die folgende Grafik stellt dar, wie die verschiedenen Organe den Uhrzeiten zugeordnet sind. Der grüne Bereich zeigt die Arbeitsphasen der einzelnen Organe, also um welche Uhrzeit welches Organ seine Hochphase hat. Der blaue Bereich zeigt die Ruhe- beziehungsweise Tiefphasen der einzelnen Organe zu den entsprechenden Uhrzeiten an.

Tipp: Nimm etwas zu Schreiben mit ans Bett, und notiere dir die Uhrzeiten, zu denen du aufwachst. Wachst du über mehrere Nächte immer wieder um dieselbe Uhrzeit auf, könntest du dich stärker um dieses Organ kümmern oder eventuell deinen Arzt darauf aufmerksam machen.

Der Körper nutzt diese Auszeit zum Regenerieren und um Kraft für den nächs-

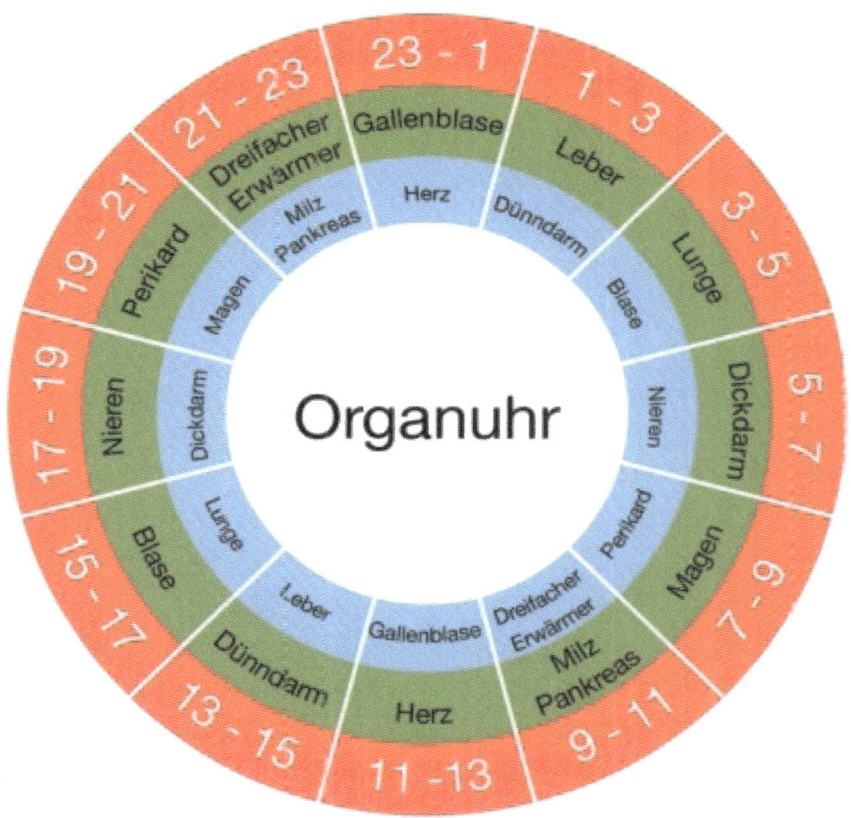

ten Tag zu sammeln. Der Schlafbedarf eines jeden Menschen ist sehr individuell. Hierfür gibt es keine Faustregel. Manche Menschen brauchen mehr Schlaf, andere kommen mit weniger aus. Wichtig ist nicht die Quantität, sondern die Qualität des Schlafes.

Auf den nächsten Seiten findest du Tipps, wie du deinen Schlaf verbessern kannst.

Meine Schlafgrundsätze

1. Regelmäßige Bettzeiten

Der Körper benötigt eine Routine.
Er muss wissen, wann er Zeit für eine Pause bekommt.

Mein Tipp

Stelle dir auf deinem Smartphone eine Schlafenszeit ein.
Ich empfehle dir, diese auf 21 Uhr zu setzen. Das bedeutet
nicht, dass du um diese Zeit ins Bett gehen sollst.
Aber versuche, ab 21 Uhr deine Aktivitäten langsam
herunterzufahren. Mach dich bettfertig, dimme das Licht
etwas herunter, und höre sanfte Musik.

2. Wasserzufuhr

Zu viel Wasser am Abend füllt die Blase, die natürlich später geleert werden möchte. Schlecht wäre es, wenn sich deine Blase dann nachts melden würde. Unser Schlaf ist sehr wichtig, denn es sind die einzigen Stunden, in denen der Körper und die Organe ruhen können.

Mein Tipp

• •

Achte darauf, dass du ab 18.30 Uhr weniger Flüssigkeit zu dir nimmst, damit du deine Blase nicht überfüllst und der Toilettengang deine Nachtruhe nicht stört.

3. Zu viel Koffein stört den Schlaf

Viele kennen das ... Der Kaffee am Morgen lässt die meisten erst richtig wach werden. Ohne ihn ist es fast unmöglich, in den Tag zu starten. Bei Koffein kommt es stark auf die Menge an. Ein Kaffee am Morgen schadet sicher niemandem, doch zu viel Kaffee tagsüber löst bei manchen Menschen eine starke Unruhe aus, und diese wirkt stressfördernd auf den Körper.

Mein Tipp

• •

Reduziere deinen Kaffeekonsum, und achte darauf, dass du ab 16 Uhr keinen Kaffee mehr trinkst. Alkohol, schwarzer und grüner Tee haben ebenfalls eine kreislaufanregende Wirkung und sollten deshalb abends vermieden werden.

4. Vermeide einen vollen Magen

Ein voller Magen beschäftigt die Verdauungsorgane über Nacht.
Somit haben sie keine Zeit, zur Ruhe zu kommen, sondern schütten durch
die Nahrung noch Energie aus, die nachts aber nicht benötigt wird.

Mein Tipp

Nimm deine letzte Mahlzeit um 18.30 Uhr ein.
So hat dein Magen genügend Zeit, seine Inhalte bis
zur Schlafenszeit größtenteils zu verarbeiten.

5. Ganz leer sollte der Magen aber auch nicht sein

Ein leerer Magen ist vor dem Schlafengehen nicht gut.
Der Magen ist sonst im Wartemodus und auf der Suche nach Nahrung.

Mein Tipp

· ·

Achte abends auf eine leichte Kost,
denn schwer verdauliche Nahrung, wie beispielsweise Fleisch,
bereiten dem Darm viel Mühe.

6. Good Night, Smartphone

Elektronische Geräte wie Smartphones, Fernseher und Computer senden
sogenannte blaue Wellen, die die Bildung des Schlafhormons Melatonin
unterdrücken. Dadurch setzt die Müdigkeitsphase später ein,
was das Einschlafen erschwert.

Mein Tipp

• •

Schalte elektronische Geräte ab 21 Uhr aus
(oder in den Flugmodus), und greife lieber
zu einem Buch.

7. Die richtige Atmosphäre

Die Schlafqualität kann höher sein,
wenn man in einem Raum ist, in dem man sich wohlfühlt
und nicht von äußeren Einflüssen gestört wird.

Mein Tipp

Dunkle das Zimmer ab, damit dich die Sonnenstrahlen
in der Früh nicht wecken oder Straßenlaternen nachts
in dein Zimmer scheinen. Ein angenehmer Lavendelduft
zum Beispiel in einem Lavendelkissen kann die Sinne
positiv stimulieren.

Starte jetzt!

Du bist jetzt fast am Ende des Buchs angekommen, und ich kann mir vorstellen, dass dich diese ganzen Informationen erschlagen haben. Mach dich aber nicht verrückt, sondern gehe die Punkte Schritt für Schritt an.

Notiere dir, was du in der nächsten Woche erreichen möchtest, und setze dir pro Woche kleine Ziele. Stelle dir folgende Fragen:

- Welche Dinge kannst du direkt heute umsetzen?
- Welche Dinge möchtest du bis Ende nächster Woche in deinen Alltag eingebaut haben?

Diese Fragen sollen dir helfen, deine Ziele umzusetzen und etwas Struktur hineinzubekommen. Das Wichtigste ist, dass du ganz entspannt bleibst. Du musst nicht alles perfekt machen. Wenn du Lust auf ein Glas Milch hast, dann trinke es auch. Dich dabei unter Druck zu setzen, schadet deinem Körper mehr, als es einfach zu machen. Achte darauf, dass du es nicht zur Gewohnheit werden lässt. Du wirst merken: Sobald du die ersten positiven Veränderungen an deiner Haut und in deinem Wohlbefinden feststellst, wird es kaum mehr eine Herausforderung sein.

Etwas Wichtiges noch zum Schluss: Du bist nicht allein! Es gibt unheimlich viele Frauen da draußen, die ähnliche Beschwerden haben wie du. Jede hat ihre eigene Geschichte. Nutze die Community, und tausche dich aus. Zu wissen, dass es noch andere Frauen mit ähnlichen Problemen gibt, kann schon viel Positives bewirken. **Dafür gibt es die geschlossene Community von »Generation Pille« auf Facebook.** Dort findest du ganz viele tolle Frauen, die ähnliche Erfahrungen gemacht haben und dir dabei helfen können, dir den Weg zu deinem Ziel zu erleichtern.

Du findest die Gruppe auf Facebook unter: **Pickel – was hilft**.

Dein Masterplan zur reinen Haut
— von innen

ÜBERDENKE DEINE ERNÄHRUNG!

Was gibt es täglich bei dir zu essen? Was isst du zwischendurch? Notiere dir deine Gerichte, und schaue, wo du etwas mehr gesunde Fette (Olivenöl, Avocado- oder Leinöl) einbauen kannst. Achte auf deine Proteinzufuhr. Isst du ab und zu mal Eier? Ein- bis zweimal die Woche Fleisch und Fisch aus biologischer Zucht werden deinen Proteinhaushalt auffüllen. Was sind deine Kohlenhydrat-Quellen? Reduziere Weißmehlprodukte, und verwende mehr Amaranth, Quinoa, Linsen und frisches Gemüse.

MEHR WASSER!

Dem Kapitel »Nieren« (Seite 77) kannst du entnehmen, wie viel Wasser dein Körper ungefähr benötigt. Versuche, eine Woche lang mehr stilles und klares Wasser zu trinken. Am besten gewöhnst du dir an, immer eine Flasche Wasser bei dir zu haben und zwischen den Mahlzeiten große Mengen zu trinken. Mit etwas Zitronensaft oder Beeren kannst du dein Wasser aufpeppen.

BITTERSTOFFE FÜR DIE LEBER!

Mein Tipp: Hol dir ein Bitterstoffgetränk aus Enzian, Löwenzahn und/oder Brennnessel, oder baue mehr Bitterstoffe in deine Ernährung ein, zum Beispiel mit Rucola oder Chicorée.

ENTLASTE DEN DARM!

Tun wir dem Darm mal etwas Gutes und geben ihm vier Wochen Auszeit von Glutenprodukten, Milch und Zucker. Anfangs scheint es etwas schwierig, auf diese Produkte zu verzichten, aber schon nach einer Woche wird es einfacher. Nutze Alternativen wie Hafermilch, Kokosjoghurt und glutenfreie Nudeln, beispielsweise aus Linsen. Unterstütze deine Darmflora auch langfristig mit guten Probiotika durch Sauerkraut oder Kimchi. Wichtig ist, dass wir dem Darm Nährstoffe geben, welche er besonders gern hat. Hier solltest du unbedingt Ballaststoffe, Probiotika und gesunde Fette in deine Nahrung einbauen.

GIB DEINEM KÖRPER ZEIT!

Falls du immer wieder aus Verzweiflung nachdenkst, wieder die Pille zu nehmen, kann ich dir nur sagen, mir ging es ganz genauso. Doch mir ist eines klar geworden: Ich möchte mich nicht mehr abhängig machen von einem Medikament, sondern den Weg zur reinen Haut auf natürliche Weise und auch langfristig schaffen. Dass der Körper dafür etwas Zeit braucht, scheint logisch, und diese sollten wir ihm auch unbedingt geben.

Dein Masterplan zur reinen Haut
— von außen

AKUTE PICKEL BEKÄMPFEN!
Solltest du akute entzündete Pickel haben, dann tupfe etwas ätherisches Wacholderbeerenöl darauf. Die Wacholderbeere hat eine sehr stark reinigende, entgiftende, heilende und lindernde Wirkung.

MACHE EIN GESICHTSDAMPFBAD!
Die Anleitung für ein Gesichtsdampfbad findest du auf Seite 110. Nimm dafür zum Beispiel Lavendel- oder Teebaumöl, und mache das Dampfbad einmal die Woche.

EIN TERMIN BEI DER KOSMETIKERIN!
Suche dir eine gute und professionelle Kosmetikerin in deiner Umgebung, am besten eine, die mit Naturprodukten arbeitet, und mache ein Termin zur Ausreinigung. Erzähle ihr, dass du die Pille abgesetzt hast, und lasse dich von ihr mit einer zusätzlichen Massage verwöhnen. Das reinigt die Poren und tut nicht nur deiner Haut gut, sondern auch deiner Seele.

WAS BEINHALTET DEINE KOSMETIK?
Scanne beispielsweise mit der App ToxFox deine Kosmetikprodukte, schaue was sie genau beinhalten, und tausche belastete Produkte aus. Nutze am besten Naturprodukte auf Basis von Aloe vera.

NICHT DRÜCKEN!
Vermeide grundsätzlich, deine Mitesser auszudrücken. Narben und entzündete Pickel können dadurch entstehen. Solltest du aber doch mal einen stark eitrigen Pickel haben: nur mit gewaschenen Händen und Taschentuch. Desinfiziere den Pickel danach mit Teebaumöl.

NIMM DICH WICHTIG!
Besuche eine Sauna, nimm eine Yogastunde, mache einen langen Spaziergang in der Natur, oder nimm dir etwas vor, was du schon immer für dich tun wolltest. Gib dir eine Auszeit, und versuche, sie bewusst zu genießen!

Rezepte

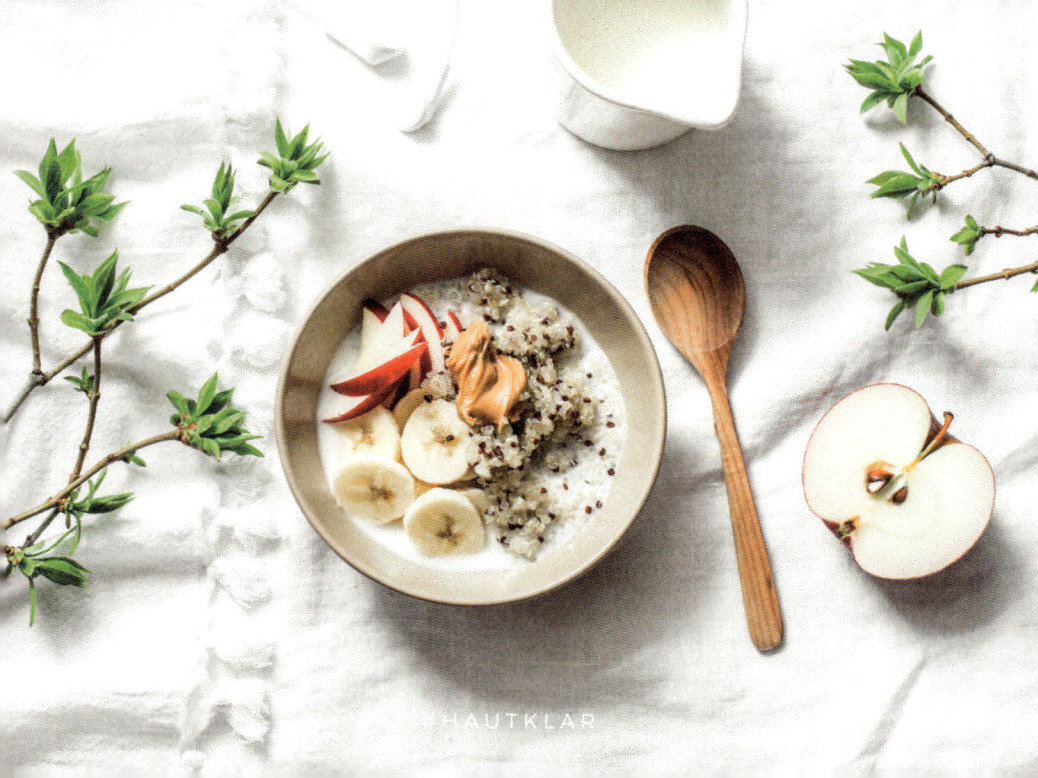

Quinoa-Porridge mit Apfel und Zimt

Für eine Person

· ·

100 g Quinoa
200 ml Wasser
200 ml Hafermilch
½ Apfel
1 TL Zimt
1 TL Reis- oder Agavensirup
1 Banane
1 Tl Mandelmus

Gib den Quinoa zusammen mit Wasser und Hafermilch in einen Topf. Erhitze die Mischung auf mittlerer Stufe, lasse alles etwa 15 Minuten köcheln. Nun fülle den gekochten Quinoa in eine Schüssel, und reibe den Apfel hinzu. Noch etwas Zimt und Reis- oder Agavensirup beimengen, gut verrühren. Das Porridge kannst du nun mit einer geschnittenen Banane und dem Mandelmus verzieren.

Tipp
Dieses Rezept ist perfekt zum Frühstück oder als Snack zwischendurch. Du kannst das Quinoa-Porridge auch einen Tag vorher zubereiten und mit zur Arbeit nehmen.

#HAUTKLAR

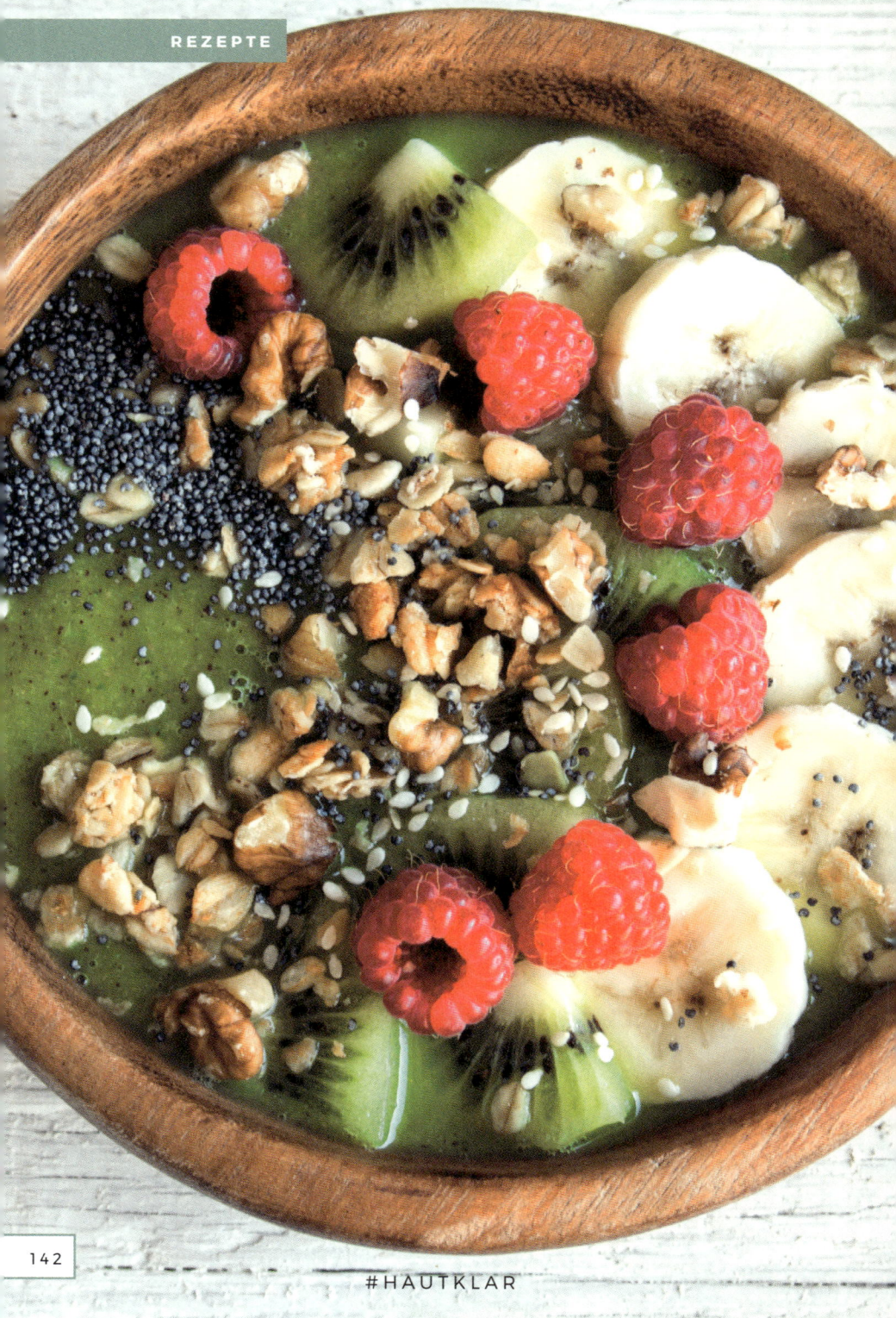

Green-Smoothie-Bowl

Für eine Person

· ·

2 Hände voll frischer Blattspinat
½ grüner Apfel
2 Bananen
5 EL Haferflocken (glutenfrei)
1 Handvoll Eiswürfel
Etwas Chiasamen, gehackte Walnüsse und frische Himbeeren
1 Kiwi

Spinat und Apfel waschen, den Apfel halbieren und klein schneiden, eine Banane schälen. Gib alles zusammen mit den Haferflocken und den Eiswürfeln in einen Mixer, und püriere alle Zutaten, bis eine cremige Konsistenz entsteht. Nun gibst du den Smoothie in eine Schale und bestreust ihn mit Chiasamen, Walnüssen und frischen Himbeeren. Schäle die zweite Banane und die Kiwie, schneide beides in feine Scheiben, und gib sie ebenfalls hinzu. Die Bowl schmeckt nicht nur fabelhaft, sondern sieht so schön angerichtet auch super aus.

> **Tipp**
> Du kannst die Bowl natürlich auch mit deinen
> Lieblingszutaten bestreuen. Kakao-Nibs, Kokosflocken
> oder Granola schmecken ebenfalls super dazu.

Buchweizen-Pancakes mit Reissirup

Für eine Person

· ·

150 g Buchweizenmehl
1 Banane
2 TL Zimt
100 ml Hafermilch
100 ml Mineralwasser (mit Kohlensäure)
1 TL Vanillepulver
1 Prise Salz
1 TL Backpulver
1 EL Kokosöl
Etwas Reissirup und einige frische Beeren

Buchweizenmehl, geschälte und klein geschnittene Banane, Zimt, Hafermilch, Mineralwasser (unbedingt mit Kohlensäure verwenden, damit der Teig aufgeht), Vanillepulver, Prise Salz und Backpulver in eine Rührschüssel geben und alle Zutaten zu einem glatten Teig vermengen. Wenn er zu fest ist, gib etwas mehr Mineralwasser dazu, wenn er zu flüssig ist, dann noch etwas Buchweizenmehl.

Erhitze das Kokosöl in einer Pfanne, und gib zwei Esslöffel von dem Teig hinein. Wende die Pancakes, bis sie schön hellbraun sind.

Dekoriert mit Reissirup und frischen Beeren sind die Pancakes ein absoluter Hingucker und schmecken superlecker.

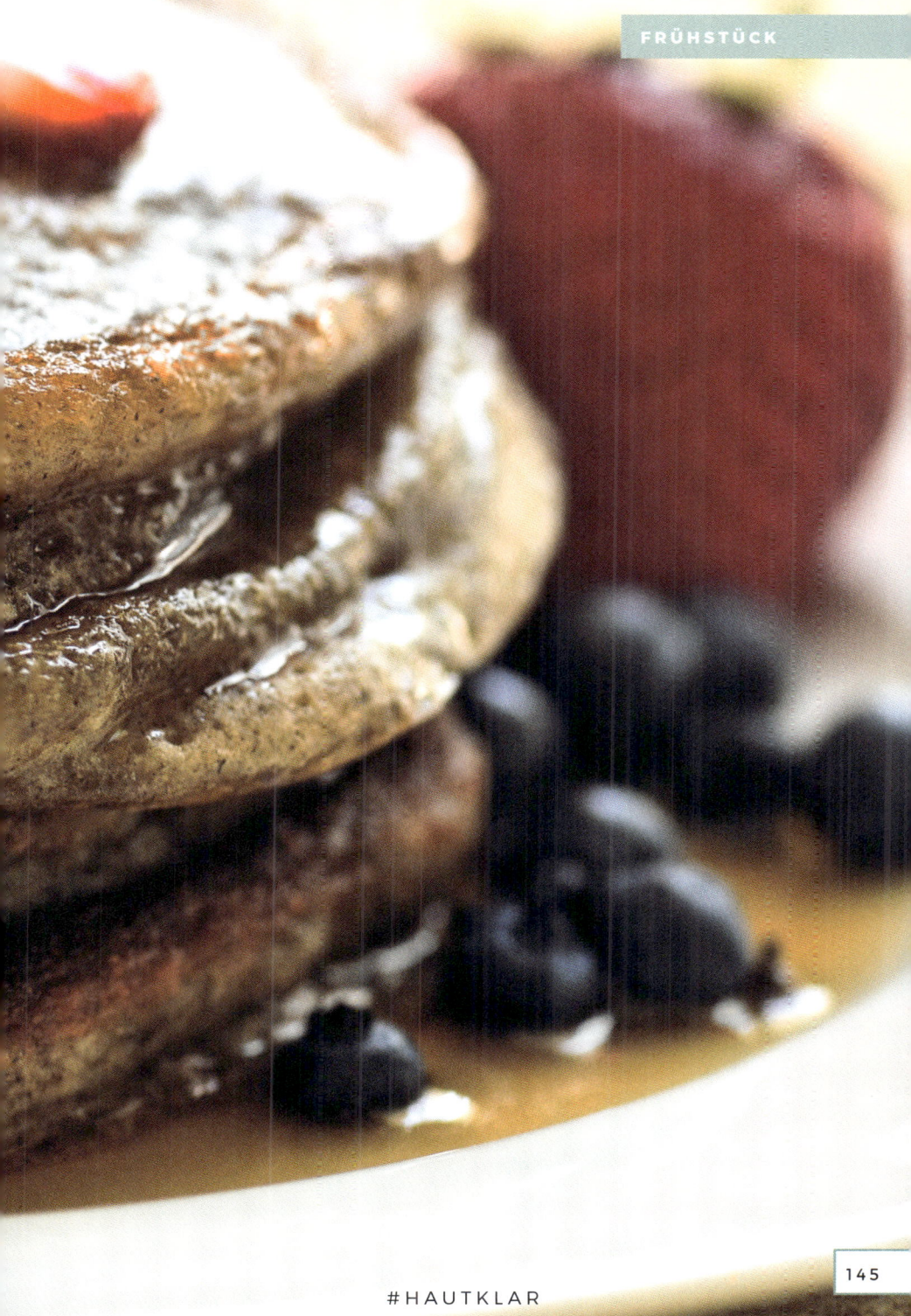

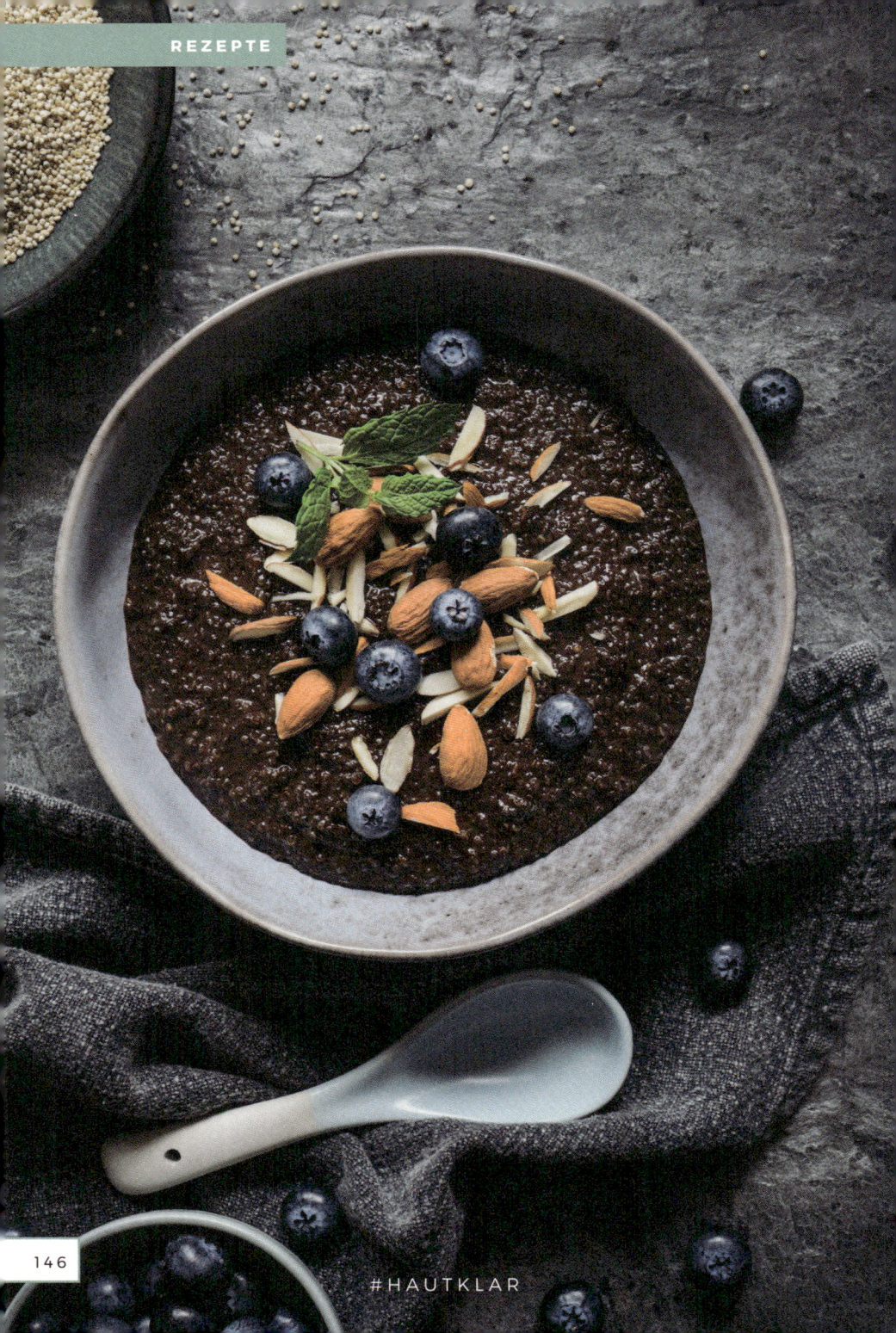

#HAUTKLAR

Schokoladiges Porridge

Für eine Person

· ·

100 ml Hafermilch
5 EL Haferflocken
1 EL Kakaopulver
10 Mandeln
Evtl. ein paar frische Heidelbeeren

Dieses Rezept ist wirklich supereinfach und in fünf Minuten fertig. Nimm einen Topf, und bringe darin die Hafermilch mit den Haferflocken zum Kochen. Sobald du eine cremige, fast schon schleimige Konsistenz hast, ist das Porridge genau richtig. Falls nicht, gib etwas mehr Haferflocken oder Hafermilch hinzu.

Nun gibst du das Kakaopulver hinzu und verrührst alles gut miteinander. Hacke die Mandeln klein, und gib sie über das Porridge. Wenn du möchtest, gib noch ein paar frische Heidelbeeren dazu.

147

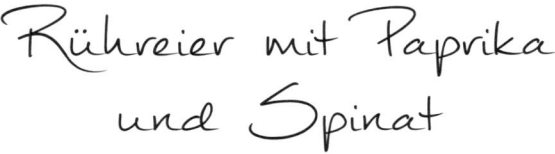

Rühreier mit Paprika und Spinat

Für eine Person

· ·

2 Bio-Eier
1 rote Paprika
1 EL Kokosöl
100 g frischer Blattspinat
Etwas Salz, Pfeffer und Paprikapulver

Die Eier in eine Schale aufschlagen und mit einer Gabel verrühren. Die gewaschene und entkernte Paprika in kleine Stücke schneiden. Das Kokosöl in einer Pfanne erhitzen und die Eier dazugeben. Nach einer Weile Paprika und Blattspinat hinzufügen und locker mischen. Mit Salz, Pfeffer und Paprikapulver abschmecken.

Tipp
Das Rezept kann man entweder zum Frühstück, Mittagessen oder einfach zwischendurch machen.

Info
Das ist kein wirklich ausgefallenes Rezept, aber dafür ein Klassiker, denn die Kombination aus Protein und Gemüse ist super.

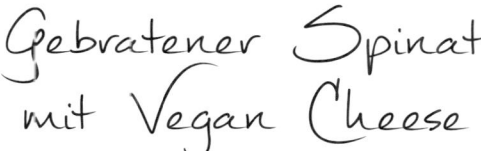

Gebratener Spinat mit Vegan Cheese

Für zwei Personen

· ·

2 l Hafermilch
Etwas Salz, Pfeffer und Thymian
8 EL Zitronensaft
1 Zwiebel
Etwas Sonnenblumenöl
1 daumengroßes Stück frischer Ingwer
1 Knoblauchzehe
Etwas Kurkumapulver, Chiliflocken und Kreuzkümmel
2–3 Tomaten
2 rote Paprika
1 kleine Zucchini
400 g frischer Blattspinat

Bringe die Hafermilch in einem großen Topf zum Köcheln, und würze sie mit Salz, Pfeffer und Thymian. Nun fügst du so lange den Zitronensaft hinzu, bis die Hafermilch anfängt zu gerinnen. Lege ein Sieb mit einem dünnen Leinentuch aus (Moltontücher sind hierfür hervorragend geeignet), und gieße die geronnene Milch hinein. Lasse die Flüssigkeit abtropfen, und binde das Tuch zu. Den so gewonnenen Frischkäse etwa zwei Stunden ruhen lassen.

Kurz bevor der Frischkäse fertig ist, schälst du die Zwiebel, schneidest sie in kleine Würfel und brätst sie in etwas Sonnenblumenöl in der Pfanne scharf an. Den Ingwer und die Knoblauchzehe ebenfalls schälen, in Streifen schneiden und dazugeben. Dann füge die restlichen Gewürze, also Kurkumapulver, Chilliflocken und Kreuzkümmel hinzu. Alles für ein paar Minuten anrösten lassen und mit etwas Wasser ablöschen. Währenddessen wäschst und würfelst du Tomaten, Paprika und Zucchini, schneidest den Spinat in schmale Streifen und gibst alles in die Pfanne. Zum Schluss schneidest du den Frischkäse in kleine Würfel, und brätst ihn ebenfalls in einer separaten Pfanne kurz an. (Achtung – der Käse kann leicht zerfallen). Gib ihn über das angebratene Gemüse, und lass es dir schmecken!

Linsen-Bowl mit Gemüse

Für zwei Personen

· ·

150 g schwarze Beluga-Linsen
2 Karotten
300 ml Gemüsebrühe
2 Hände voll grüne Bohnen
1 gelbe Paprika
1EL Kokosöl
3 EL gelbes Currypulver
2 Hände voll grüne Erbsen (tiefgekühlt)
Etwas Salz, Pfeffer und Chilipulver

Gib die Beluga-Linsen in ein Sieb, und spüle sie gut mit Wasser ab. Koche sie dann zusammen mit den in Scheiben geschnittenen Karotten in der Gemüsebrühe etwa 15 Minuten. Schneide die gewaschenen Bohnen und die Paprika in feine Scheiben.

Gib das Kokosöl in einen Wok, füge das Currypulver hinzu, und lasse es kurz anschwitzen. Anschließend gibst du die klein geschnittenen Bohnen und Paprika mit den Erbsen in die Pfanne und vermengst alles gut mit der Currysoße.

Sobald die Linsen mit den Karotten gar sind, gibst du sie ebenfalls in den Wok. Schmecke alles mit Salz, Pfeffer und Chilipulver ab.

Tipp
Serviere Beilagen deiner Wahl, wie beispielsweise frischen Blattspinat, weiße Bohnen, gebratene Karotten oder Reis.

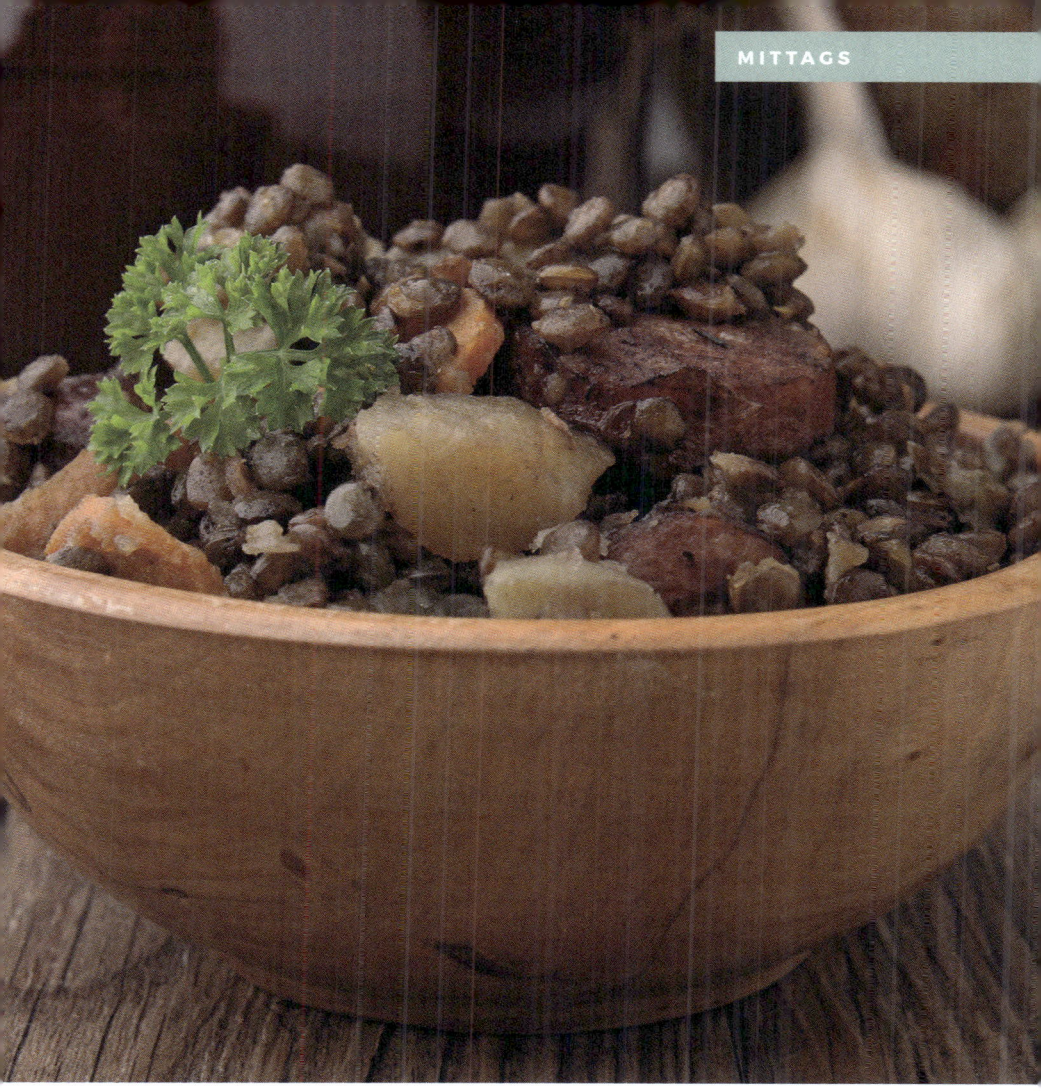

Info

Das ist wirklich mein Lieblingsrezept: Es geht schnell, man kann es mit zur Arbeit nehmen – und es schmeckt fantastisch.

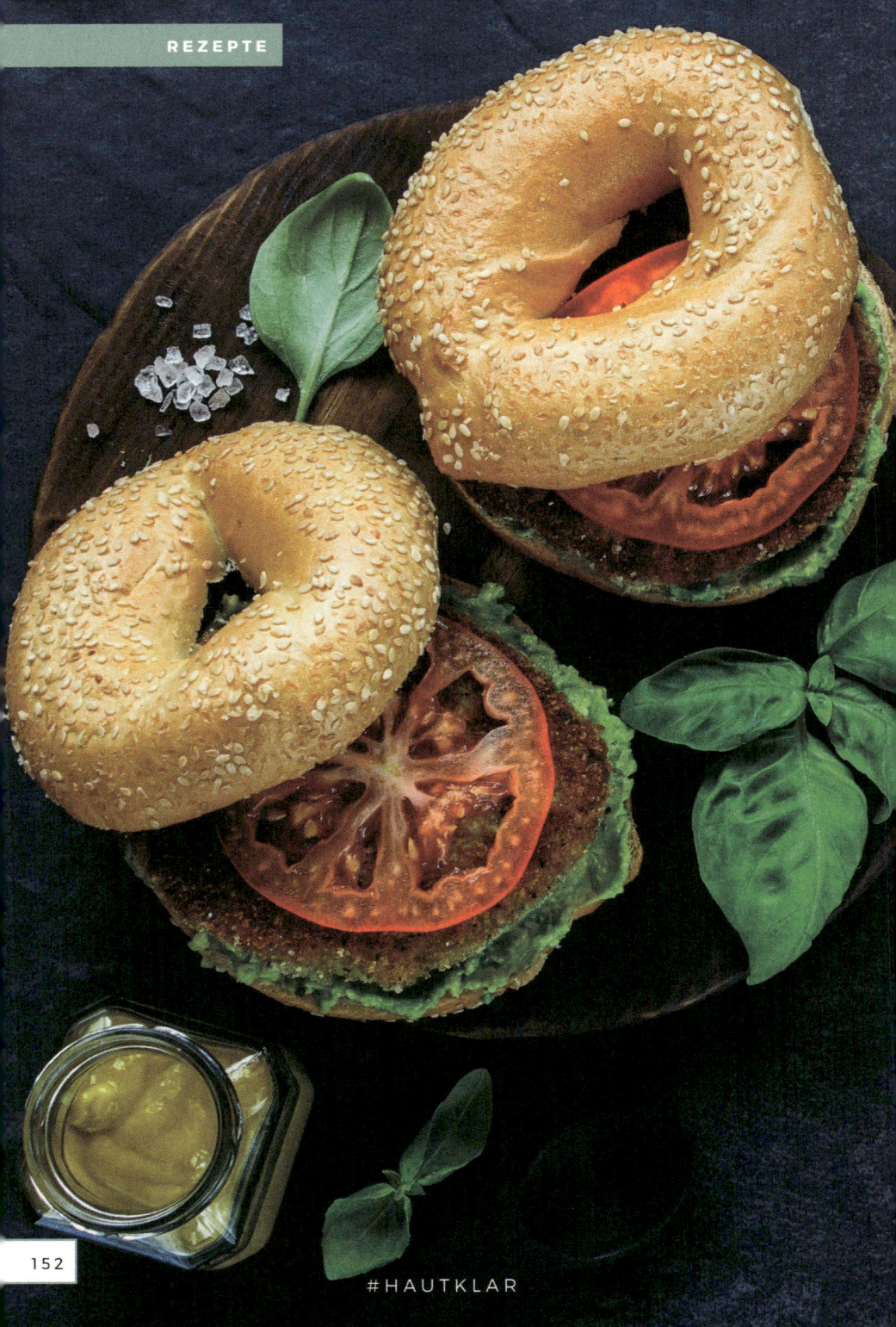

#HAUTKLAR

Tomaten-Avocado-Bagel

Für eine Person

· ·

Ein paar Blätter frisches Basilikum
1 Knoblauchzehe
3 TL Mandelmus
50 ml Olivenöl
2 EL Balsamicoessig
2 TL Zitronensaft
½TL Reissirup
Etwas Salz und Pfeffer

1 Bagel oder 1 Brötchen aus Vollkorn oder Urdinkel
Evtl. ½TL Kokosöl
½ reife Avocado
1 Tomate
1 TL frische Sprossen

Gib das Basilikum, die geschälte Knoblauchzehe, das Mandelmus, das Olivenöl, den Balsamicoessig, den Zitronensaft, den Reissirup und etwas Salz und Pfeffer in einen Mixer, und vermenge alles zu einem cremigen Pesto.

Brate den halbierten Bagel beziehungsweise das halbierte Brötchen auf den Innenseiten kurz in einer Pfanne an. Falls du eine beschichtete Pfanne hast, kannst du die Bagel einfach so anrösten, sonst gib einen halben Teelöffel Kokosöl hinzu. Du kannst natürlich auch einen Toaster nehmen. Gib anschließend auf die Innenseiten des Bagels das Pesto.

Dann schneidest du die geschälte Avocado und die Tomate in feine Scheiben und belegst den Bagel damit. Bestreiche die Tomate ebenfalls mit etwas Pesto, und gib die Sprossen obendrauf.

Rinderfilet mit Sauerkraut, Kartoffelpüree und Erbsen

Für zwei Personen

· ·

500 g mehlige Kartoffeln
100 ml Hafermilch
20 g Butter
1 gestrichener TL Muskatnuss
Etwas Salz und Pfeffer
200 g Tiefkühlerbsen
1 TL Gemüsebrühe
Sauerkraut aus biologischem Anbau
400 g Rinderfilet aus biologischer Haltung

Dieses Rezept gab es fast jeden Sonntag bei meiner Oma. Wir beginnen mit dem Kartoffelpüree: Die mehligen Kartoffeln schälen, in Stücke schneiden und in etwas Salzwasser zum Kochen bringen. Sobald die Kartoffeln gekocht sind, gibst du Hafermilch, Butter und Muskatnuss hinzu. Mit einem Pürierstab alles vermengen, bis es zu einem fluffigen Kartoffelbrei geworden ist. Mit Salz und Pfeffer abschmecken.

Stelle einen kleinen Topf auf, und gib die Tiefkühlerbsen hinein. Nun etwas Wasser hinzugeben, sodass sie leicht bedeckt sind. Dann die Gemüsebrühe hineingeben und alles etwa zehn Minuten köcheln lassen.

Das Sauerkraut kann man schon fertig kaufen, du kannst es nochmals mit etwas Pfeffer in der Pfanne aufwärmen.

Jetzt kommt die Butter in eine Pfanne, erhitze sie auf höchster Stufe. Nun das Filet dazugeben und von beiden Seiten kurz anbraten, mit Salz und Pfeffer würzen.

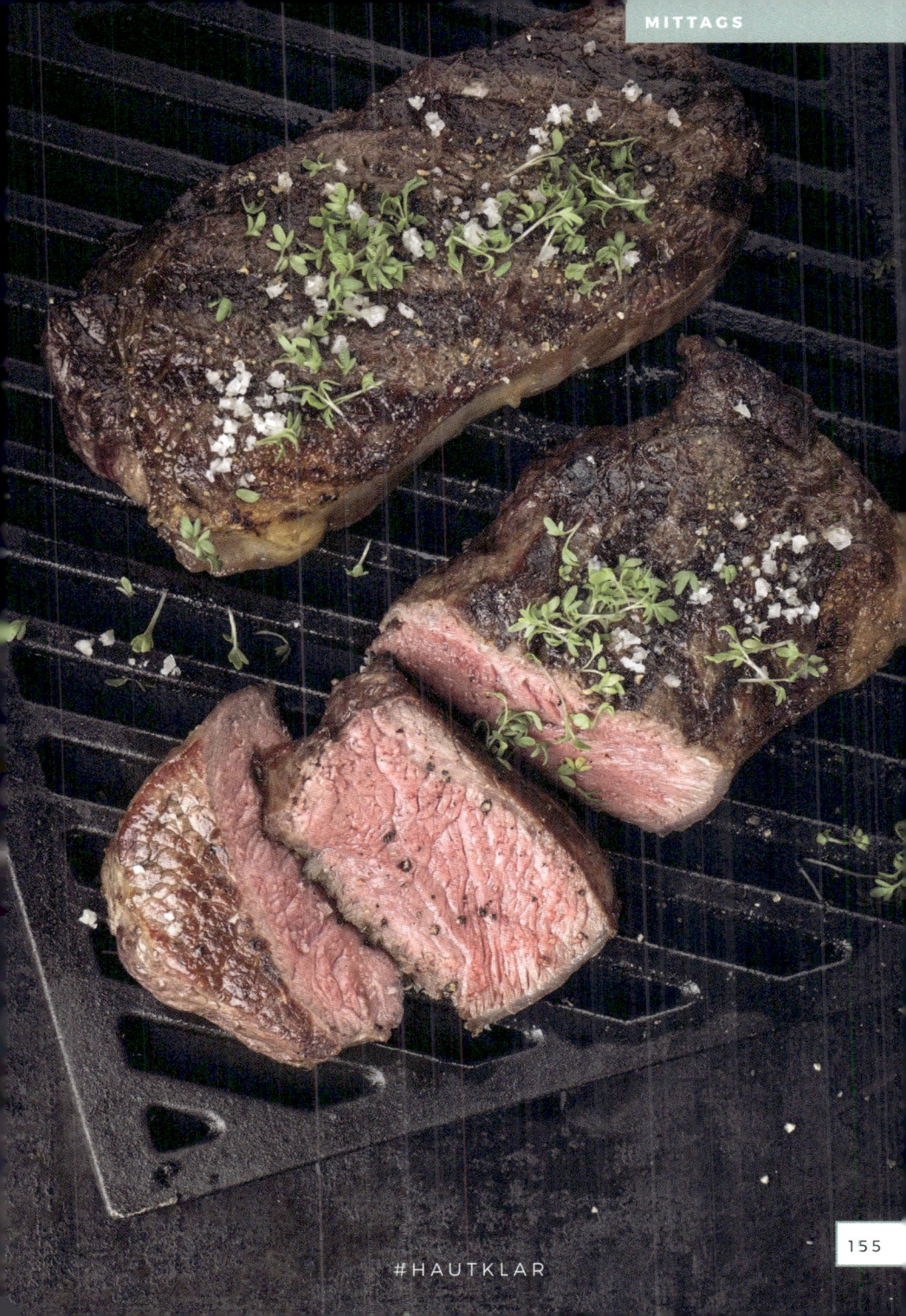

#HAUTKLAR

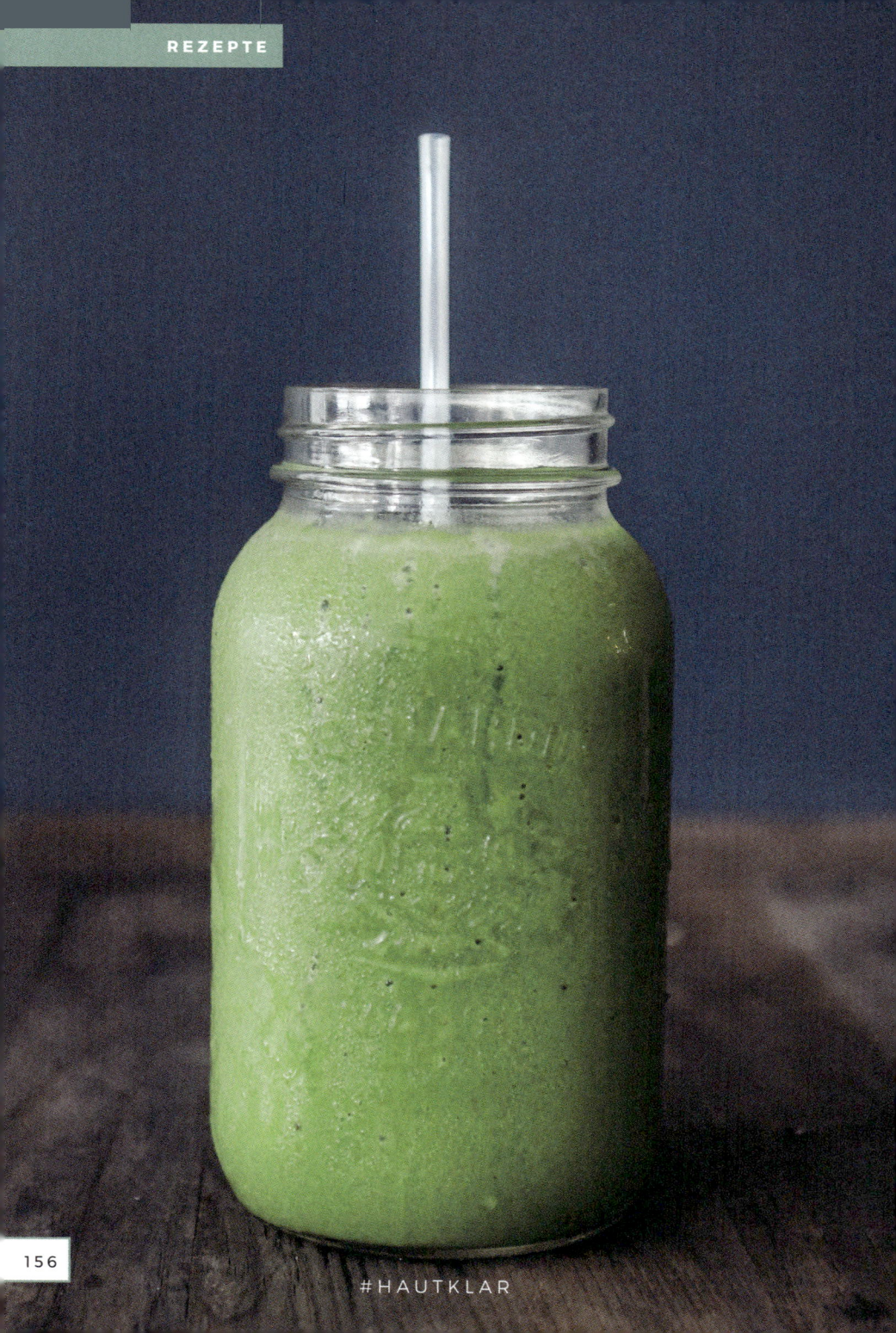

Green-Detox-Juice

Für eine Person

• •

1 Apfel
150 g Brokkoli
100 g Salatgurke
1 daumengroßes Stück frischer Ingwer
50 g Datteln
100 g Spinat
4 EL Limettensaft
2 EL Chiasamen
700 ml Wasser

Wasche den Apfel, den Brokkoli und die Salatgurke. Schäle den Ingwer, und entsteine die Datteln.

Nun gibst du alles mit den restlichen Zutaten und dem Wasser in einen Mixer und mixt es auf höchster Stufe, bis eine cremige Konsistenz entstanden ist.

Tipp
Das ist der perfekte Smoothie für dein Immunsystem.
Durch den Spinat und den Brokkoli bekommt der
Smoothie jede Menge Vitamin C.

Süßkartoffel-Curry

Für zwei Personen

. . . .

1 Zwiebel
1 große Süßkartoffel
1 rote Paprika
1 daumengroßes Stück frischer Ingwer
1 Knoblauchzehe
Etwas Sonnenblumenöl
Etwas Salz, Pfeffer, Chili- und Currypulver
200 ml Wasser
150 ml Kokosmilch
200g Kichererbsen aus der Dose
Reis als Beilage

Zwiebel und Süßkartoffel schälen und fein würfeln. Paprika waschen, entkernen und ebenfalls in kleine Würfel schneiden. Den Ingwer und die Knoblauchzehe schälen und fein hacken. Sonnenblumenöl in der Pfanne erhitzen und schon zu Beginn Salz, Pfeffer, Chili- und Currypulver hineingeben. Die Zwiebel darin anbraten. Anschließend Paprika, Süßkartoffel, Ingwer und Knoblauch dazugeben. Mit Wasser ablöschen und kurz einköcheln lassen.

Die Kokosmilch hinzufügen und so lange köcheln lassen, bis das Curry leicht eindickt. Gib die Kichererbsen in ein Sieb, und spüle sie mit Wasser ab, bis sich kein weißer Schaum mehr bildet. Am besten gibst du die Kichererbsen nochmals kurz zu den restlichen Zutaten in die Pfanne und lässt sie zwei Minuten mitköcheln.

Noch einmal abschmecken und mit Reis servieren.

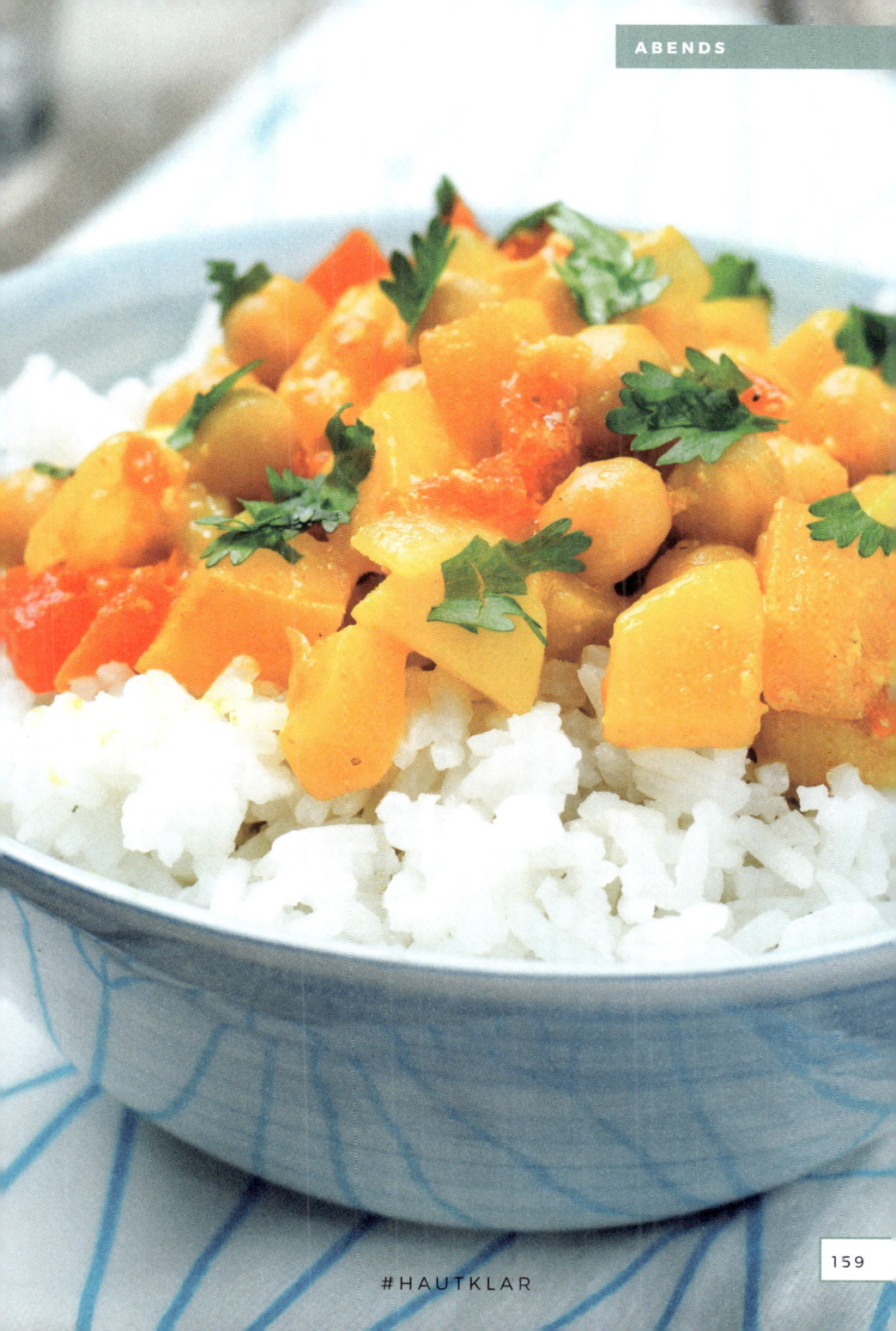

#HAUTKLAR

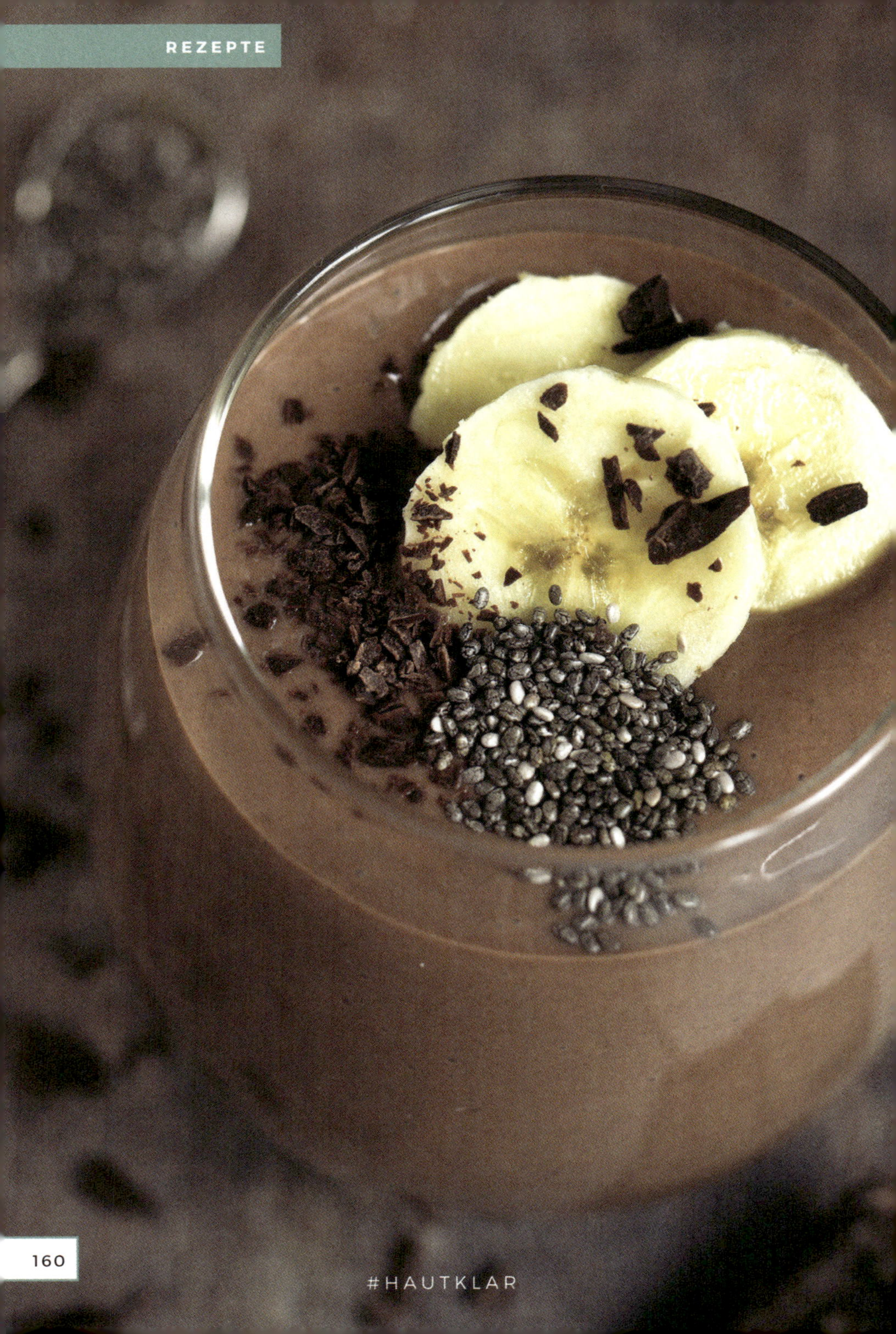

Kakao-Maca-Smoothie

Für eine Person

• •

400 ml Hafermilch
1 EL Macapulver
1 TL Chiasamen
1 EL Kakao
1 geschälte Banane
Evtl. 3 Eiswürfel

Füge alle Zutaten in einen Mixer, und mixe alles zu einem schönen cremigen Smoothie.

Tipp
Diesen Smoothie kannst du im Sommer mit Eiswürfeln kalt genießen oder im Winter warm (indem du vorher die Hafermilch erwärmst) oder bei Zimmertemperatur. Er wird dich super sättigen und ist nicht zu schwer für einen guten Schlaf.

Info
Gerade an kalten Wintertagen liebe ich diesen Smoothie. Ich nennen ihn »Boost your fertility«, denn durch den Kakao und das Macapulver kannst du für deine Hormonbildung am Abend nichts Besseres tun.

161

Hot-Kurkuma-Latte

Für eine Person

• •

1 daumengroßes Stück Kurkuma
1 daumengroßes Stück Ingwer
2 Datteln
½ TL Zimt
½ TL Kardamom
Etwas Salz und Pfeffer
200 ml Wasser
250 ml Hafermilch

Zuerst stellst du eine Kurkumaessenz her: Dafür schälst du Kurkuma und Ingwer und entkernst die Datteln. Diese kommen zusammen mit den Gewürzen in einen Mixer. Wichtig ist, dass du einen Hochleistungsmixer hast, sodass die Zutaten gut zerkleinert werden können und eine cremige Konsistenz entsteht. Falls du keinen Mixer hast, kannst du die Zutaten auch einfach sehr klein schneiden und dann in einer Schale zerdrücken. Diese gibst du dann in einen Topf, fügst das Wasser dazu und kochst das Ganze kurz auf. Nun hast du eine Essenz, die du ungefähr eine Woche im Kühlschrank aufbewahren kannst.

Für deinen Kurkuma-Latte: Erwärme eine Tasse Hafermilch, und gib ungefähr zwei Esslöffel der Kurkumaessenz hinzu. Verrühre sie gut, und wenn du magst, schäume den Latte etwas auf. Dieses Getränk ist perfekt für kalte Wintertage, denn Kurkuma und Ingwer geben eine schön angenehme Wärme von innen.

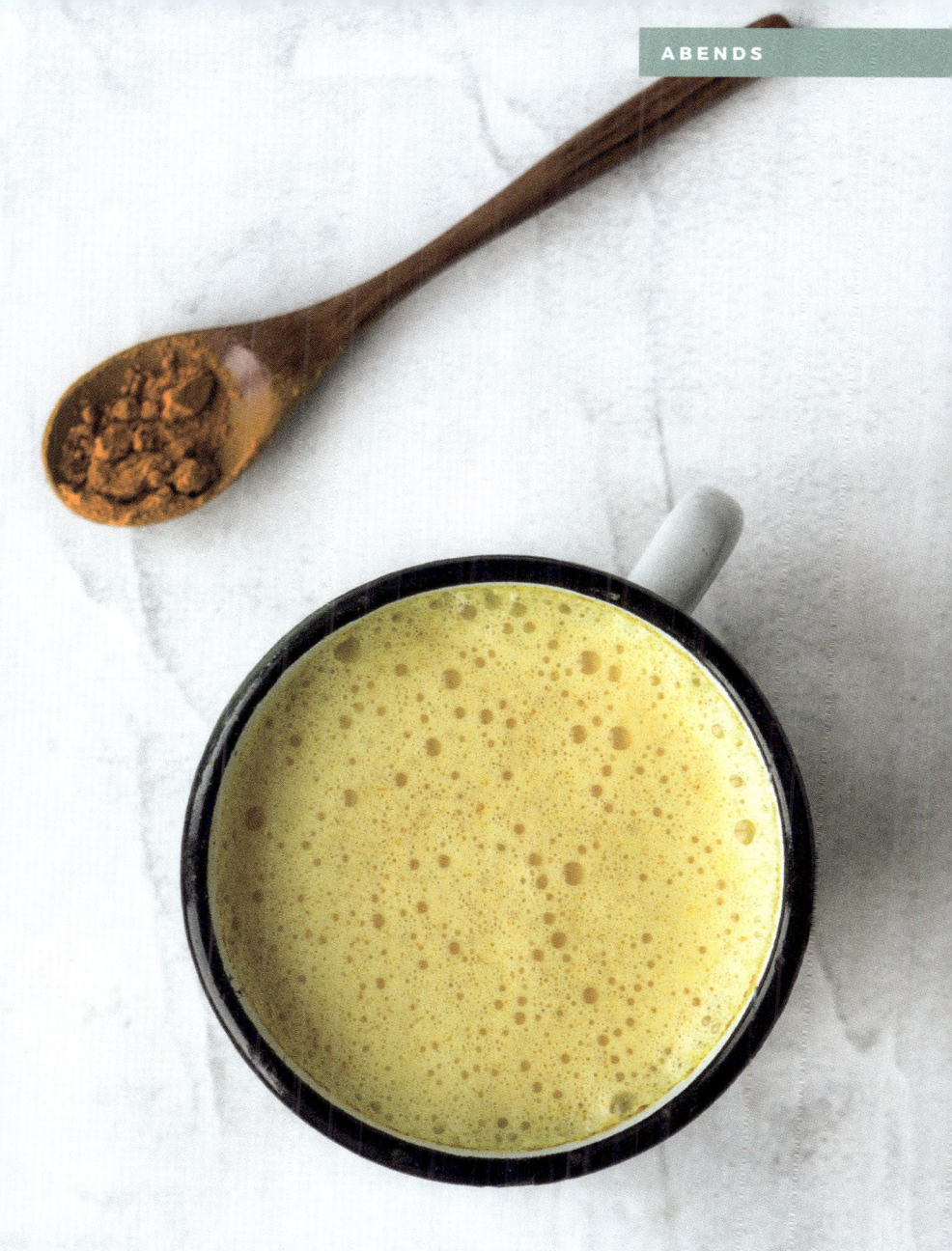

#HAUTKLAR

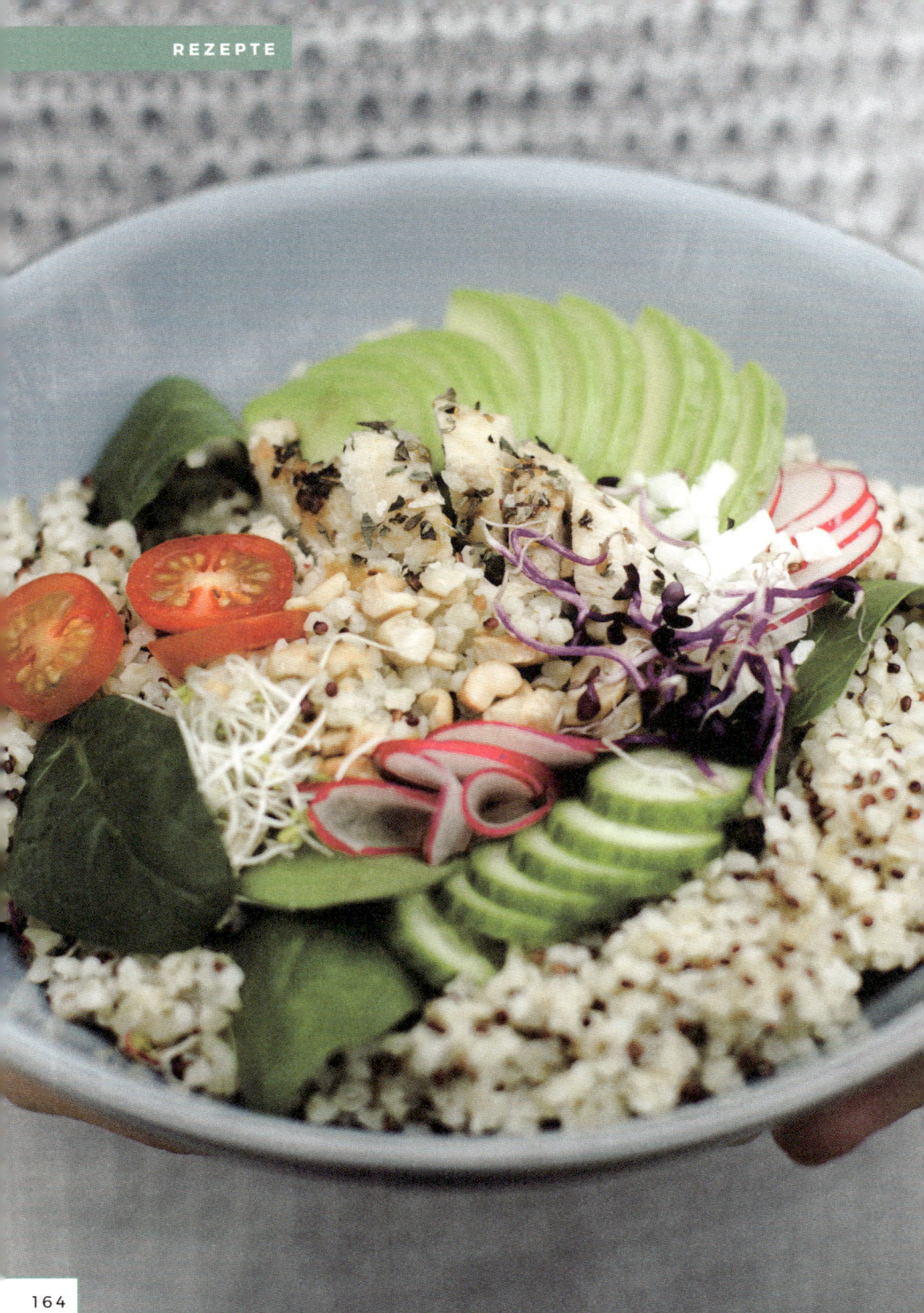

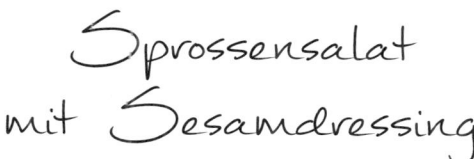

Sprossensalat mit Sesamdressing

Für zwei Personen

· ·

200 g Quinoa
1 TL Gemüsebrühe
1 Tomate
2 Radieschen
½ Gurke
½ Zwiebel
4 Hände voll frischer Babyspinat
1 ½ EL Tahin (Sesammus)
4 EL Reisessig
3 EL Sojasoße
3 EL Rohrzucker
Etwas Salz
1 EL frische Sprossen
8 Walnüsse

Koche das Quinoa nach Packungsangaben mit Wasser und dem Teelöffel Gemüse-brühe. Tomate, Radieschen und Gurken waschen und in kleine Würfel schneiden. Zwiebel schälen und ebenfalls klein schneiden. Spinat waschen und in eine Schüssel geben, das klein geschnittene Gemüse hinzufügen.

Für das Dressing gibst du Sesammus, Reisessig, Sojasoße, Rohrzucker und Salz in eine Schüssel und verrührst alles gut miteinander, das geht auch mit einem Mixer.

Gib nun das Dressing über den Salat und mische alles gut durch. Zum Abschluss die frischen Sprossen und die klein gehackten Walnüsse darübergeben.

Knochenbrühe

Große Menge zum Einfrieren

· ·

1 kg gemischte Knochen (mit etwas Fleisch dran)
2 TL Apfelessig
2 Karotten
1 Zwiebel
1 TL Salz
1 TL Pfeffer
1 TL Pimentkörner
½ TL Wacholderbeeren
2 Lorbeerblätter
2 Knoblauchzehen
1 Bund Petersilie

Bevor man die Suppe beginnt, sollte man wissen, dass sie etwa acht Stunden auf niedriger Temperatur köcheln sollte. Das macht sie aber auch so nahrhaft und kräftig.

Um den Geschmack zu intensivieren, kannst du die Knochen vor dem Kochen kurz anbraten. Dafür legst du die Knochen einfach in eine Pfanne und brätst sie beidseitig an. Bitte verwende dafür kein Öl oder sonstiges Fett.

Nun nimmst du einen großen Suppentopf und legst die Knochen hinein. Gib so viel Wasser dazu, bis die Knochen bedeckt sind. Nun kommt der Apfelessig hinzu. Das ist wichtig, um die in den Knochen enthaltenen Nährstoffe verfügbar zu machen. Lasse die Knochen darin etwa 25 Minuten ziehen.

Schäle die Karotten und die Zwiebel, schneide sie in grobe Stücke, und gib alles zusammen mit den restlichen Gewürzen bis auf die Knoblauchzehen und die Petersilie in den Topf. Gieße nun mehr Wasser auf, bis alles bedeckt ist. Schalte den Herd auf die höchste Stufe, bis das Wasser kocht, dann schaltest du die Temperatur auf eine niedrige Stufe herunter. Die Suppe sollte nun mehrere Stunden vor sich hin köche n. In den ersten zwei Stunden der Kochzeit bildet sich ab und an ein weißer Schaum an der Oberfläche. Nimm diesen Schaum regelmäßig ab. Lasse die Suppe in Summe acht Stunden auf niedriger Temperatur köcheln. In den letzten 30 Minuten Kochzeit gibst du die geschälten Knoblauchzehen und die Petersilie hinzu.

Schalte nun den Herd ab, und lasse die Suppe abkühlen. Im Kühlschrank hält sie sich etwa fünf Tage. Oder du frierst den Rest einfach ein.

> **Tipp**
> *Mache lieber etwas mehr Suppe, dann lohnt sich der Aufwand. Außerdem kannst du die Knochenbrühe prima portionsweise einfrieren, so hast du immer einen Vorrat zu Hause.*

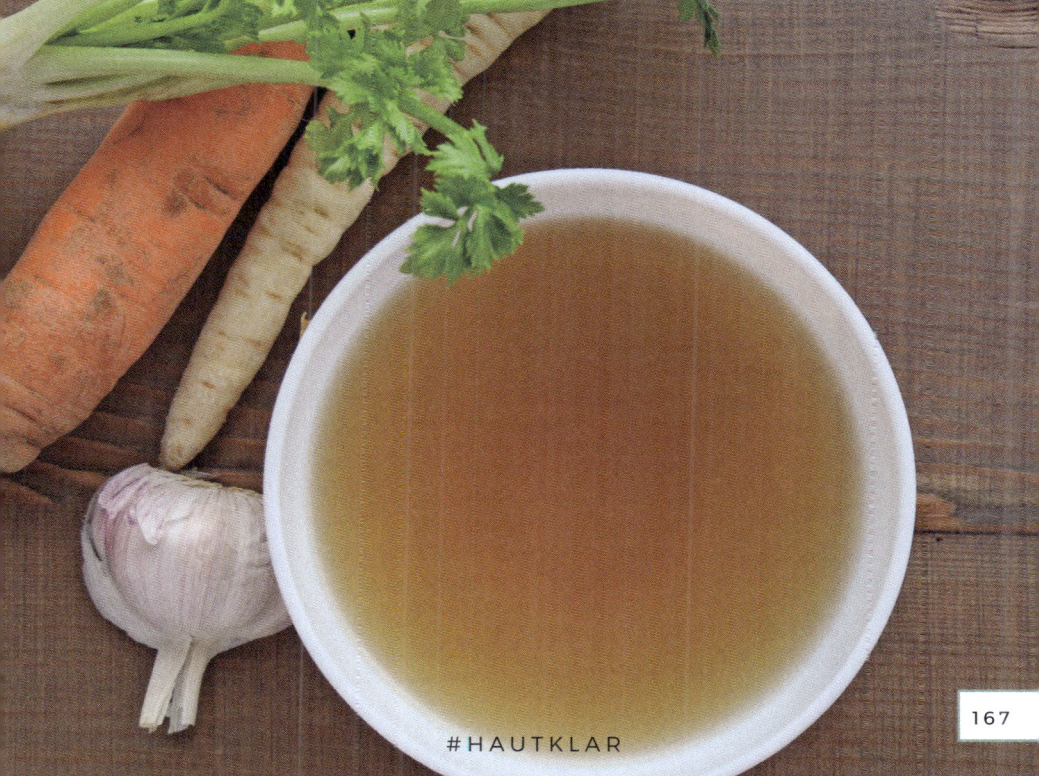

Lachsfilets mit Bohnen, Brokkoli und Rosenkohl

Für zwei Personen

. . . .

2 Lachsfilets aus Wildfang
Etwas Salz und Pfeffer
10 EL Olivenöl
1 TL Honig
Etwas getrockeneten Rosmarin und Oregano
200 g grüne Bohnen
8 Röschen vom Blumenkohl
8 Röschen vom Rosenkohl
8 Röschen vom Brokkoli
4 Karotten
Evtl. etwas Gemüsebrühe
2 TL Butter

Lege eine Auflaufform mit Alufolie aus. Tupfe den gewaschenen Lachs mit Küchen-
papier trocken, und würze ihn mit Salz und Pfeffer. Gib nun vier Esslöffel Olivenöl auf
die Alufolie, und lege den Fisch darauf. Nimm eine kleine Schale, und gib Honig, sechs
Esslöffel Olivenöl, etwas Salz, Pfeffer, Rosmarin und Oregano hinein. Vermenge alles
zu einer feinen Soße, und streiche sie über den Lachs. Nun kann der Lachs für etwa
20 Minuten in den vorgeheizten Backofen (200 °C Ober - und Unterhitze). Solange der
Lachs im Ofen ist, kümmern wir uns um das Gemüse.

Wasche die Bohnen, und schneide sie in kleine Stücke. Nun auch Blumenkohl, Rosenkohl und Brokkoli waschen und in feine Röschen zupfen. Die Karotten schälen und
klein schneiden. Wenn du einen Dampfgarer hast, gare das Gemüse darin, bis es bissfest ist. Ansonsten koche das Gemüse mit etwas Gemüsebrühe in einem Topf. Sobald

das Gemüse bissfest ist, gib es noch warm in eine Schale, und lege das Stück Butter hinzu. Nun noch etwas Salz und Pfeffer darüber streuen. Hole den Lachs aus dem Ofen, und serviere ihn mit dem Gemüse.

> **Tipp**
>
> *Wähle einen Lachs aus Wildfang und mit wenig weißen Streifen. Denn hat ein Lachs viele dicke weiße Streifen und eine fade Farbe, signalisiert das einen hohen Fettanteil.*

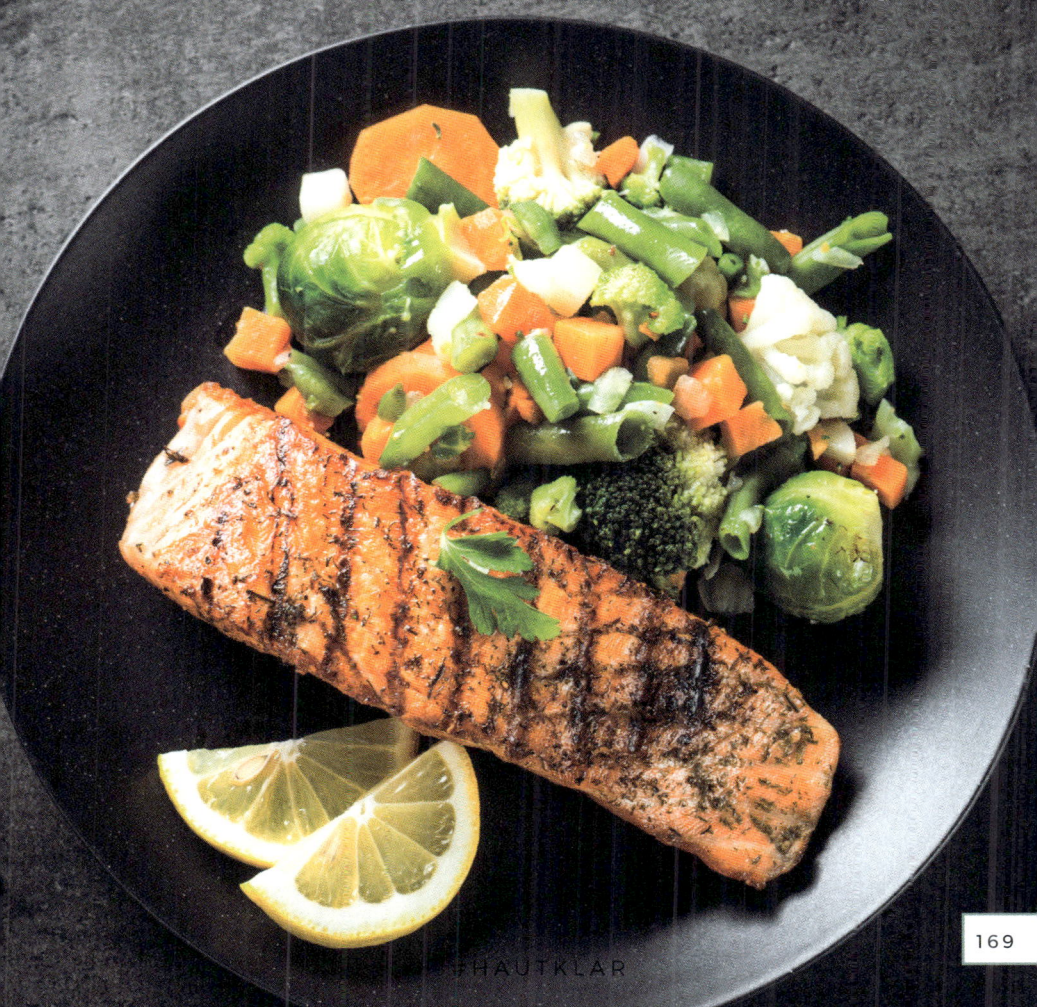

HAUTKLAR

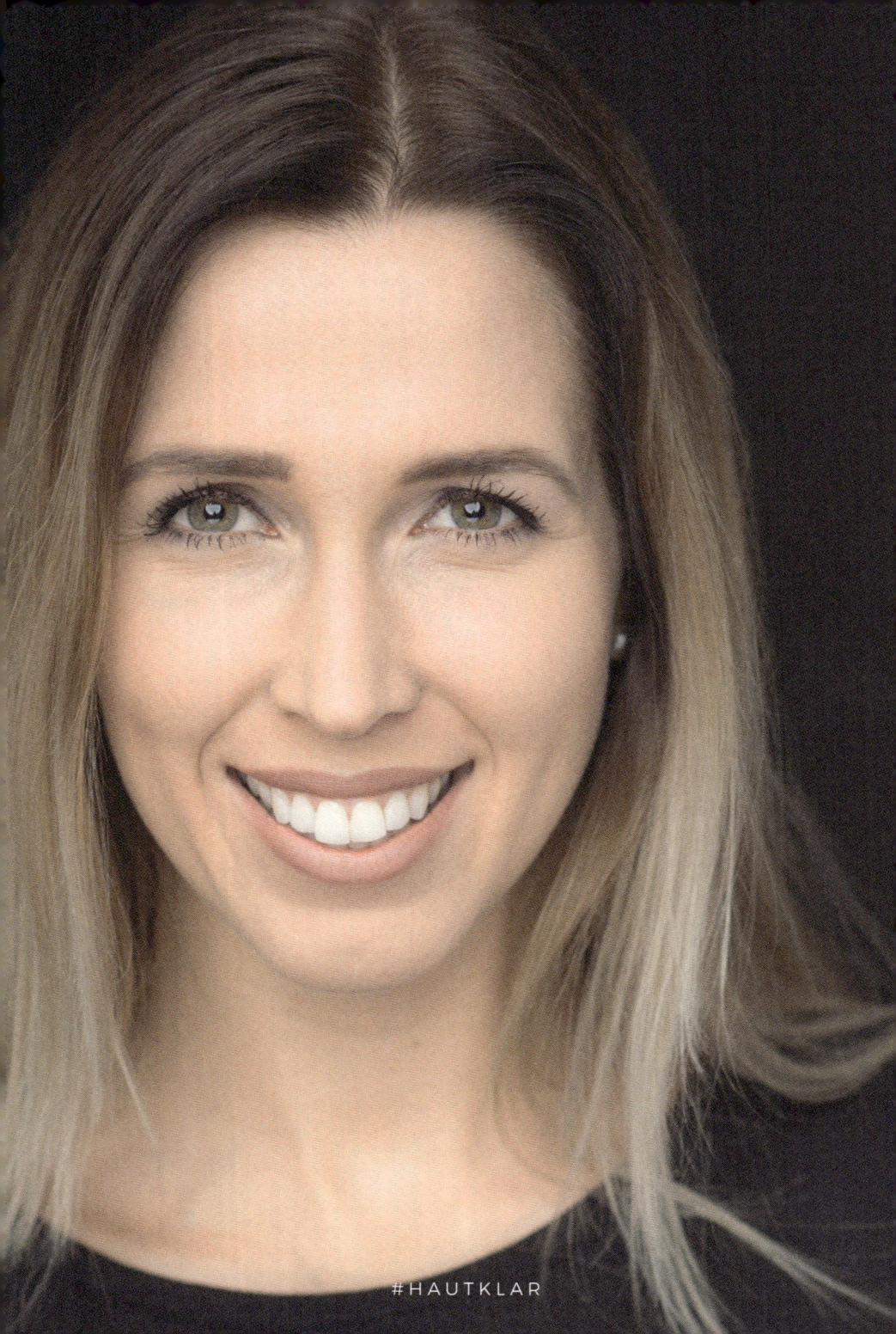

. . . noch Fragen?

Ich freue mich sehr, dass du es bis hierher geschafft hast. Ich weiß, dass diese Fülle an Informationen einen erst mal erschlagen kann. Aber denke immer daran: Überlege dir, was du an deiner aktuellen Situation verändern möchtest und worunter du leidest. Und dann gehe es Schritt für Schritt an.

Das Buch habe ich geschrieben, um Frauen beim Kampf gegen ihre unreine Haut zu unterstützen. Ich weiß, wie mühsam es ist, eine unreine Haut zu haben und wie sehr einen das belastet. Doch du bist damit nicht allein, und mit all den hier beschriebenen Möglichkeiten hast du eine tolle Chance, deine Haut wieder zum Strahlen zu bringen. Du musst sie nur nutzen!

In meiner Ausbildung als Health Coach und Ernährungsberaterin habe ich gelernt, Menschen dabei auch persönlich zu unterstützen. Falls du also das Gefühl hast, dieses Buch reicht dir nicht aus, um dich zu motivieren oder deine nächsten Schritte zu gehen, freue ich mich auch über ein persönliches Coaching mit dir.

Kontaktiere mich dazu einfach unter:
sina@generation-pille.com

Bleib up to date!

Auf dem Blog generation-pille.com bekommst du wöchentlich neue Informationen rund um die Antibabypille, Ernährung, hormonfreie Verhütung, Tipps und Tricks für deine Haut und, und, und . . .
Du kannst uns natürlich auch gern auf unserem Youtube-Kanal »Generation Pille«, auf Instagram @generationpille oder auf Facebook besuchen.

Und denk immer daran: Es ist kein Schicksal, wenn man Pickel hat. Unser Körper möchte uns damit etwas sagen. Und genau diese Ursache müssen wir finden und den Körper wieder ins Gleichgewicht bringen.

Falls du jetzt noch nicht angefangen hast, die ersten Ratschläge aus diesem Buch umzusetzen …

… dann starte jetzt direkt – und sei stolz auf dich, dass du aktiv Verantwortung für deinen Körper übernimmst!

Ich wünsche dir viel Erfolg dabei!

... hier solltest du mal vorbeischauen!

generation-pille.com
Zusammen mit Isabel Morelli schreibe ich auf dem Blog generation-pille.com. Dort beschäftigen wir uns mit dem Thema Frauengesundheit. Unser Fokus liegt auf der Aufklärung über die Antibabypille und hormonelle Verhütung. Außerdem finden sich dort auch immer die aktuellsten und besten Alternativen sowie Infos über natürliche Behandlungsmethoden für unreine Haut. Immer neu, immer aktuell.

femna.eu
Femna ist ein junges Unternehmen, welches von zwei großartigen Frauen ins Leben gerufen wurde, nachdem sie selbst hormonelle Probleme hatten. Nachdem sie feststellten, dass es kaum gute Zyklustees und weitere hochwertige Produkte speziell für die Bedürfnisse von Frauen allen Alters gibt, haben sie sie ganz einfach selbst gemacht! Herausgekommen sind fantastische hochwertige und leckere Produkte, die jede Frau kennen sollte.

katiatrost.de
Katia Trost ist eine hervorragende Heilpraktikerin aus Hamburg mit dem Spezialgebiet Hormonstörungen und Stoffwechselbalance beziehungsweise ganzheitliche Betrachtung der Hormone in Bezug auf Stoffwechsel, Zellenergie und Mitochondrien. Auf ihrem Blog findet man unglaublich viele Informationen dazu. Sie sagt: »Hormone sind ›nur‹ Botenstoffe. Sie können Energie nur bewegen. Steht dem Körper aber keine Energie zur Verfügung, können hormonelle Probleme auch nicht behoben werden.«

Diese Bücher könnten dich interessieren!

Adler, Yael: *Hautnah. Alles über unser größtes Organ*. Droemer 2016

Axe, Josh: *Dreck macht gesund. Der durchlässige Darm als Ursache Ihrer Beschwerden und was Sie dagegen tun können*. Piper 2017

Axt, Peter/Axt-Gadermann, Michaela: *Skin Food. Mit der richtigen Ernährung zu strahlend schöner Haut*. Herbig 2017

Eichinger, Uschi/Hoffmann Kyra: *Der Burnout-Irrtum. Ausgebrannt durch Vitalstoffmangel – Burnout fängt in der Körperzelle an*. Systemed 2016

Enders, Giulia: *Darm mit Charme. Alles über ein unterschätztes Organ*. Ullstein 2017

Fehr, Theo: *Die Pille .. zu Risiken und Nebenwirkungen fragen Sie Ihren Psychotherapeuten. Was Frauen über die Pille wissen sollten*. Sospital 2015

Kast, Bas: *Der Ernährungskompass. Das Fazit aller wissenschaftlichen Studien zum Thema Ernährung*. C. Bertelsmann 2018

William, Anthony: *Medical Medium Liver Rescue*. Hay House Inc. 2018. Englische Ausgabe

Wilson, James L.: *Grundlos erschöpft? Nebennieren-Schwäche – das Stress-Syndrom des 21. Jahrhunderts*. Goldmann 2011

ByeBye Pille

In 4 Schritten zurück zur Balance

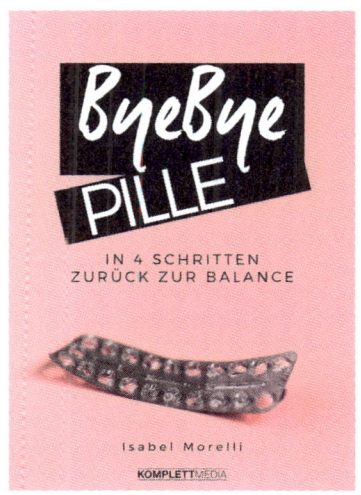

Gemeinsam mit Isabel schreibe ich für den Blog generation-pille.com. Unsere tägliche Mission ist es, Frauen über ihren Körper aufzuklären und sie bei ihren hormonellen Beschwerden zu unterstützen. Das Thema, unsere Ansichten und unsere gemeinsame Vision haben uns nicht nur als Geschäftspartnerinnen zusammengeschweißt, sondern auch als Freundinnen!

Von ganzem Herzen möchte ich euch Isabels Buch empfehlen. Nachdem sie jahrelang selbst von hormonellen Problemen betroffen war, hat sie ihre ganze Liebe, ihre Energie und ihr enormes Wissen in diesen Ratgeber für Frauen gesteckt, die gern die Pille absetzen möchten. Das Buch »ByeBye Pille« liefert dir hilfreiche Tipps und Ratschläge, wie du deinen Körper unterstützen kannst, nach dem Absetzen der Pille wieder in sein hormonelles Gleichgewicht zu finden. Es hilft Frauen dabei, mehr über ihren Zyklus und ihren Körper zu erfahren und die Auswirkungen der Pille zu verstehen. Zudem nennt es eine ganze Reiher toller Alternativen zur hormonfreien Empfängnisverhütung.

Danke Isabel für deine tolle Aufklärungsarbeit!

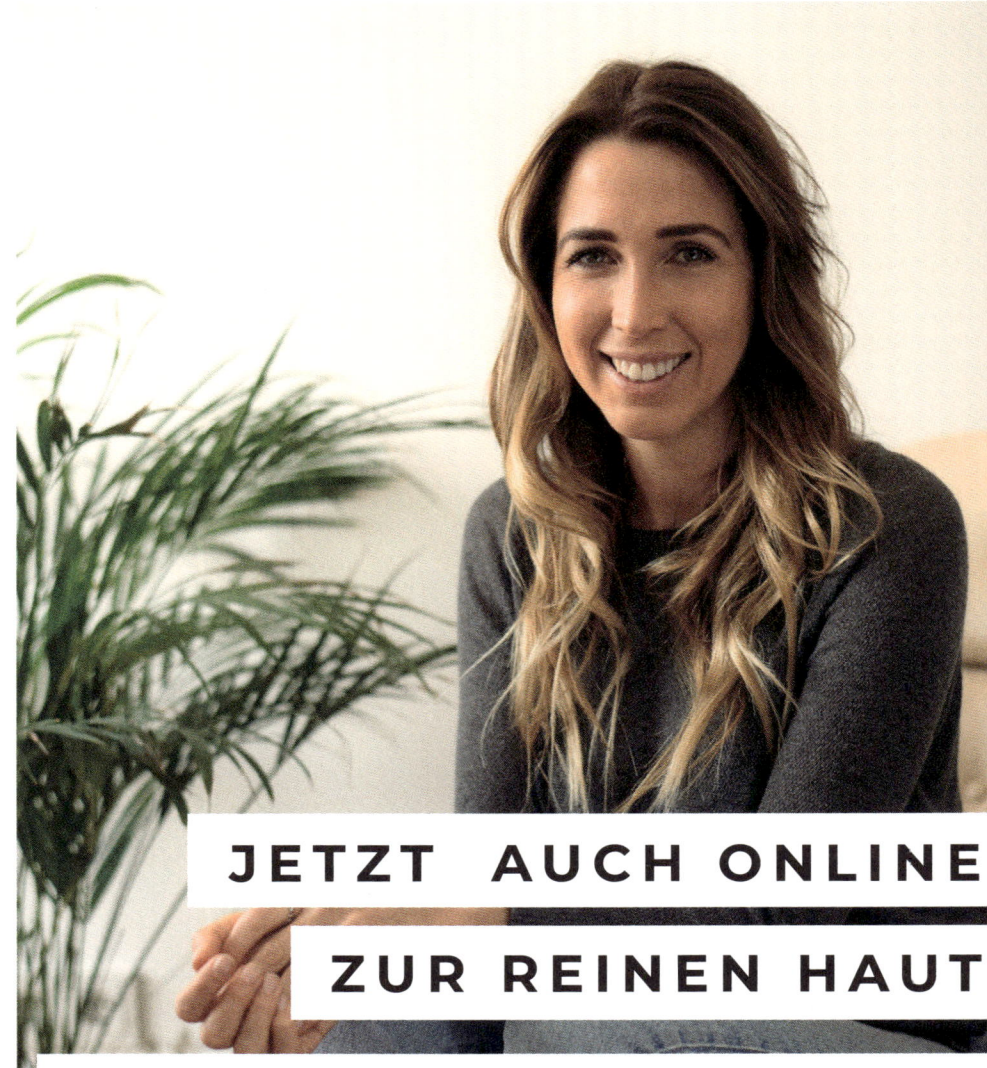